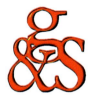

Anita und Thomas Kinle
In Bewegung bringen
Theorie für die Praxis: Der Laufclub 21

EDITION 21
IN BEWEGUNG BRINGEN
Theorie für die Praxis
Ein Ratgeber aus der Praxis für alle, die mit Menschen mit
Down-Syndrom Ausdauersport betreiben möchten.

von Anita und Thomas Kinle
Fotografien von Norbert Wilhelmi
Herausgeber Edition 21: Stefan Städtler-Ley
Satz und Layout: *sagasatz* im G&S Verlag

Bibliografische Information der Deutschen Bibliothek: Die
Deutsche Bibliothek verzeichnet diese Publikation in der
Deutschen Nationalbibliografie; detaillierte bibliografische
Daten sind im Internet über http://dnb.ddb.de abrufbar.

Originalausgabe
Copyright © 2015 by G&S Verlag GmbH
Alle Rechte vorbehalten
Nachdruck – auch auszugsweise – nur mit ausdrücklicher
Genehmigung des Verlages.
ISBN 978-3-945314-21-0
geb. VK [D] 29,21 €

In Bewegung bringen

Theorie für die Praxis: Der *Laufclub 21*

EDITION 21
im G&S Verlag

Inhalt

In Bewegung bringen 3
Theorie für die Praxis: Der Laufclub 21 3
Danksagungen 7
Warum dieses Buch? 9
In Bewegung bringen 10
Sport für Menschen mit Down-Syndrom? 10
Was ist beim Training zu beachten? 11
Konsequenzen 12
Die Anpassung des Körpers für Ausdauersport 13
Training 14
Sind unter solchen Bedingungen überhaupt (individuell unterschiedliche) Höchstleistungen möglich? 17
Wie funktioniert der *Laufclub 21*? 18
Die Initiative Laufclub 21: Entstehung und Erfolge 18
Wie alles begann 18
Das Problem 18
Die Lösung 19
Organisation und Struktur 20
Unsere Sportler sind keine Kinder 20
Unerwartete Probleme 22
Der Laufclub 21 lernt dazu 22
Integration darf nicht an den Grenzen eigenen Wissens und Vorstellungen enden 23
Hü oder Hott? Praktische Problembewältigung 24
Das Meisterschaften-Problem 25
Die Leistungsgrenzen der Menschen mit Down-Syndrom sind uns noch lange nicht bekannt 27
Der Nachtlauf — ein Beispiel 28
Lauf ABC 33
Laufpartner: Coach und Sportlerinnen — ein festes Team 34
Wettkämpfe 36
Auf Wettkampfteilnahmen vorbereiten — Lärm und Gedränge 38
Gesundheit durch Ausdauersport 41
Mental: Erfolge und Selbstbewusstsein durch Sport 41
Motivation 41
Entfernung begreifen 43
Selbsbewusstsein durch Sport 45
Erfolgserlebnisse sind der Schlüssel 47

   Physisch: einige gesundheitliche Aspekte........................ 50
   Jeder läuft sein Tempo 50
   »Benefit« für den Alltag? 51
   Nicht ohne meinen Doktor 52
   Was könnte überhaupt im Wege stehen oder
   das Training einschränken? 53
Einsteiger-Trainingsplan für Sportler mit Down-Syndrom 55
   I. Anpassen an die Trainingsroutine 56
   II. Grundfitness zu Beginn 58
   III. Koordinationsübungen — Integration von zu 59
   IV. Zuführung von Flüssigkeiten und Nährstoffen ... .61
   V. Dehnen 62
Ein Plus an Chromosomen — ein Plus für die Gesellschaft? 64
   Die Familie mit dem Plus ... an Terminen........................ 64
   Inklusive Gesellschaft — »Mit« statt »Mangel« 66
   Menschen mit Down-Syndrom haben und brauchen
   ein Mehr an Zeitbedürfnis... 66
   Menschen mit Down-Syndrom haben
   ein Mehr an Aufmerksamkeit für Ihre Wünsche.............67
   Menschen mit Down-Syndrom haben
   ein Mehr an Ruhebedürfnis 67
   Menschen mit Down-Syndrom haben und brauchen
   ein Mehr an Einfühlungsvermögen 68
   Menschen mit Down-Syndrom haben
   ein Mehr an Zielfokussierung.................................... 69
   Menschen mit Down-Syndrom haben
   ein Mehr an der Fähigkeit das Schöne zu sehen 69
   Was bedeutet Inklusion?... 70
   Inklusion bedeutet eben nicht alle
   »Nischen« aufzulösen..71
Schwimmgruppe 73
Der Marathon zum Welt-Down-Syndrom-Tag 75
Heilpraxis — Down-Syndrom Beratungsstelle....................... 80
   Chinesische Medizin... 82
Vereinsstatistiken... 85
Links 86
Portraits.. 87

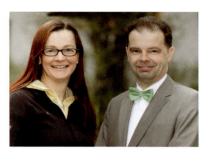

Anita und Thomas Kinle

Anita und Thomas Kinle, beide Jahrgang 1964 und in Nürnberg geboren, sind seit 1984 verheiratet Zwei Kinder: Thomas jun., geb. 1999 und Cosima geb. 2004. Thomas Junior wurde mit dem Down-Syndrom geboren. Anita und Thomas Kinle haben zusammen mit anderen Sportlern 2007 den *Laufclub 21* gegründet. 2010 in Fürth die *Thomas Benjamin Kinle Beratungsstelle* eingerichtet und zwei Jahre später die *Fürther Stiftung für Menschen mit Down-Syndrom* ins Leben gerufen. Thomas Kinle ist Betriebswirt und seit 20 Jahren mit einem Versicherungsbüro selbständig. Im *Laufclub 21* übernimmt Thomas Kinle Repräsentationsaufgaben und die organisatorische Durchführung der Vereinsprojekte. Die begeisterte Freizeitsportlerin Anita Kinle hat sich seit 2014 als Heilpraktikerin nach den Lehren der TCM — Tradtionelle Chinesische Medizin — niedergelassen. In Ihrer Praxis arbeitet Anita Kinle schwerpunktmäßig für Sportler und Menschen mit Down-Syndrom. In der Fürther Down-Syndrom Beratungsstelle unterstützt Anita Kinle Familien bei der Diagnosebewältigung: Down-Syndrom.

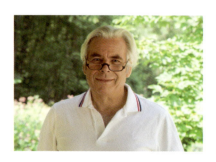

Norbert Wilhelmi, der Fotograf

Nach seiner Ausbildung zum Fotografen und seinem Studium zur Kommunikationswirtschaft brauchte Norbert Wilhelmi viele Jahre, um zu seinen Ursprüngen zurück zu kommen. Als Geschäftsführer bei Armin Kammer, Manager bei Bertelsmann und einer eigenen Werbeagentur begann er vor 11 Jahren wieder professionell zu fotografieren.
Er hat seitdem mit seinen Aufnahmen 17 Bücher, verschiedene Kalender und zahlreiche Zeitschriften illustriert und ist unter anderem der bekannteste Lauf-Fotograf Deutschlands. In seinen Portraits und Reportagen spiegelt sich auf einzigartige Weise die Emotionen, die Freude und die Leidenschaft der fotografierten Menschen wieder. Norbert Wilhelmi unterstützt seit 2008 den Laufclub21.
Weitere Beispiele seiner Arbeiten finden sich unter:
http://wilhelmi-fotograf.de.

Danksagungen

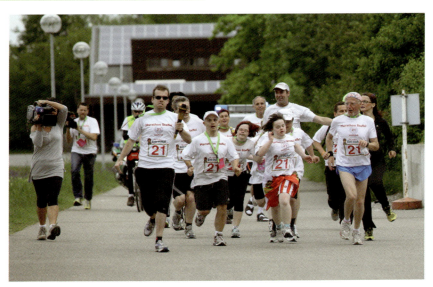

Mein Mann Thomas und ich bedanken uns bei allen, die uns bisher auf diesem Weg begleitet haben und noch weiter begleiten werden. Und wir freuen uns auf jeden einzelnen, der noch hinzustoßen wird. All' die Menschen die im Verein mitarbeiten, den Verein finanziell unterstützen oder durch ihren persönlichen Einsatz bei den vielen Projekten helfen. Den Laufveranstaltern, die unseren Marathonis einen Startplatz gaben und geben. Und allen Menschen, die halfen dieses Buch zu verwirklichen.
Wir danken Euch herzlichst !
Wir danken den über 200 Helfern beim Marathon zum Welt-Down-Syndrom-Tag, die jedes Jahr zwei Tage durcharbeiten. Jeden einzelnen zu nennen, würde ein weiteres Buch füllen. Nicht mit Namen genannt zu sein, soll das Engagement jedes einzelnen nicht schmälern. Jeder – die Menschen die permanent im Verein arbeiten und auch die Menschen die irgendwann mal für einen Tag geholfen haben oder noch helfen werden – sind ein Baustein auf dem Weg, dass Menschen mit Down-Syndrom, die mitmachen können und wollen das auch dürfen. Seit 2007 hat sich

viel in der Läuferszene getan. Während wir anfangs vorher Kontakt mit den Veranstaltern aufnahmen und erklärten wer wir sind und was wir machen möchten, so melden wir unsere Gruppe jetzt einfach an.

Ein Mensch oder eine Familie kann eine Idee haben und so sind es oft wir, die Kinles, über die in der Presse geschrieben wird. Diese Anerkennung nehmen wir gedanklich immer stellvertretend für jeden, der im Laufclub 21 mitarbeitet entgegen.

Und nochmal sagen wir ALLEN Menschen die geholfen haben danke. Jede Handbewegung, jeder helfende Gedanke, jeder Cent, den Ihr eingebracht habt, war es wert die Menschen mit Down-Syndrom »In Bewegung zu bringen«. Jeden Zentimeter, jeden Meter und jeden Kilometer, den sie im Training oder im Wettkampf gelaufen sind und in Zukunft noch laufen werden.

Thomas und Anita Kinle

Warum dieses Buch?

Mit diesem Buch möchten wir auf die sportlichen Möglichkeiten der Menschen mit Down-Syndrom, insbesondere im Ausdauersport, aufmerksam machen. Wir möchten das Leben und die Gefühle der Menschen mit Down-Syndrom, wie wir sie im Training und Wettkampf seit Jahren erleben, vorstellen. Wir wollen die Chancen, die für alle aus dem gemeinsamen Sport und Familienleben entstehen, ins Blickfeld rücken.

»Gehen wir davon aus, dass das Down-Syndrom keine Behinderung ist, sondern ein Ausdruck der Vielfalt unserer Natur, wie anders erscheint dann in diesem Moment unsere Welt« (Anita Kinle)

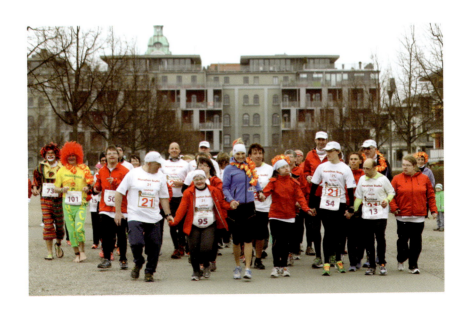

In Bewegung bringen

Sport und Bewegung sind für jeden Menschen wichtig und nützlich. Letztlich dienen sie nicht nur der Verbesserung unserer Gesundheit. Sie entsprechen unserem genetischen Bild. In welchem Umfang es dem Einzelnen möglich und vergönnt ist sich am Sport zu beteiligen, begrenzt sich in den individuellen biologischen Möglichkeiten seiner sterblichen Hülle und seines Willens. Aber auch in den Erwartungen der Gesellschaft und somit an Möglichkeiten, die er wahrnehmen kann und darf. Manchmal müssen erprobte Bedingungen angepasst werden, damit alle mitmachen dürfen, die wollen und können. Im Rahmen dessen was die Natur ihnen mit in die Wiege gelegt hat. Der *Laufclub 21* hat sich auf die Fahne geschrieben, hier neue Wege zu erforschen, zu finden, zu erproben und seine Erfahrungen mit möglichst vielen zu teilen.

»Ich kann laufen so wie Du und ich laufe auf Dich zu« (Reiner Werr)
Das war unser erster Leitspruch, er soll zum Ausdruck bringen, dass wir genau so mitmachen können und dass wir wissen, dass es auch an uns ist, uns einzubringen.

Sport für Menschen mit Down-Syndrom?

Für alle Menschen hat der Sport in unserer Zeit eine besondere Bedeutung. Die Förderung der sozialen Kontakte, die Fitness, die Erfolgserlebnisse und natürlich auch die gebotene Zielstrebigkeit wirkt auf jeden Bereich unseres Mensch-Seins.

Seit 2007 beschäftigte ich mich damit Menschen mit Down-Syndrom den Ausdauersport näher zubringen und sie in »normale« Wettbewerbe zu integrieren. Mit der Hilfe von vielen Freiwilligen haben wir bisher rund 50 Sportlerinnen und

Sportler mit Down-Syndrom trainiert und auf vielen Wettkämpfen betreut und begleitet.
Es gab keine langen Diskussionen und keine große Inklusionsbemühung, denn im Prinzip ist alles ganz einfach. Die Menschen, die möchten und können, sollen einfach mitmachen. Und trotzdem gibt es natürlich Unterschiede, die Berücksichtigung finden müssen.

Was ist beim Training zu beachten?

Unser Training ist durchaus sportlich und leistungsorientiert, aber nicht »verbissen«. Das Training muss sich flexibel an die Form einzelner Sportler anpassen. Jeder einzelne findet seine persönliche Norm und wird wie jeder andere Sportler an seine Leistungsgrenzen geführt. Es wäre falsch, die Fähigkeiten der Sportler mit Down-Syndrom zu unterschätzen. Die Vereinsstatistik zeigt wie hoch das Leistungsvermögen der Einzelnen ist.

Seit dem Jahr 2007 weiß ich: es wird keine Ausnahme bleiben, dass Menschen mit Down-Syndrom Ausdauersport betreiben. Ein wesentlicher Schlüssel für den Erfolg ist die Ernährung im Wettkampf und im Training. Studien zur Anpassung des Bewegungsapparates, des kardio-vaskulären Systems und der Stoffwechselprozesse für den Ausdauersport bei Menschen mit Down-Syndrom gibt es nicht.

Wir haben uns langsam und vorsichtig heran getastet und das entwickelt, was man einen *empirischen Rahmen* nennen könnte. Im Training und im Wettkampf gilt:

- Konstant und von Anfang an Flüssigkeit zuführen
- Konstant und von Anfang an Kohlehydrate zuführen
- Die Umstellungsprozesse des Stoffwechsel sind verzögert
- Die Anpassung der Bänder und Sehnen dauert länger

- Die Anspassungsdauer der Muskulatur ist adäquat
- Der eine oder andere benötigt Motivationsreize

Ich konnte im Laufe der Jahre beobachten, dass der Umstellungsprozess des Stoffwechsels bei langen Trainingseinheiten verlängert ist. Ich meine damit konkret die Phase bei der der Fettstoffwechsel der Leber beginnt.

INFO: Der Fettstoffwechsel der Leber

Der menschliche Körper ist in Lage in seiner Muskulatur Kohlehydrate als Vorräte zu speichern, die bei mäßiger Belastung zwischen 60 und 90 Minuten ausreichen, um Sport zu betreiben. Bei längeren Sportlichen Trainingseinheiten oder Wettkämpfen greift nach Entleerung dieser Vorräte die Leber in die Energie Gewinnung ein. Die Leber ist in der Lage aus Fett Kohlehydrate zu bilden. Dieser Umstellungsprozess dauert – je nach Trainingsstand des Sportlers – zwischen 10 und 20 Minuten. Bei Menschen mit Down-Syndrom konnten wir beobachten, dass dieser Prozess zwischen 30 und 60 Minuten dauert.

Konsequenzen

Im Training führen daher alle einen »Wassergurt« mit. Ebenfalls haben wir immer Gels oder Riegel dabei.

Bei Einheiten von bis zu einer Stunde heißt es: Trinken und Essen nach Bedarf, mindestens aber alle 15 Minuten einen Schluck Kohlehydrat reiches Getränk.

Bei Einheiten, die länger als eine Stunde dauern, wird systematisch und regelmäßig getrunken und gegessen: *alle 15 Minuten trinken, alle 30 Minuten Sport adäquate Ernährung* wie Bananen, Energie-Riegel oder -Gels. Dieses System hat sich bewährt und unseren Sportlern blieben unschöne Erfahrungen wie *Hungerast* und Leistungsabbruch weitestgehend erspart.

Die Anpassung des Körpers für Ausdauersport

Übliche »Begleiterscheinungen« beim Ausdauersport sind: Anstieg der Pulsfrequenz, Konzentrationsprobleme und ein relativ plötzlich einsetzendes Ermüdungsgefühl. Letzteres wird oftmals als der »Mann mit dem Hammer« oder »Hungerast« bezeichnet und ist allen Ausdauersportlern als ein plötzlich eintretendes Gefühl tiefer Erschöpfung bekannt und von ihnen gefürchtet. Mit Verbesserung der Kondition ist die Gefahr eines solchen Hungerasts nicht mehr so groß. Das kardio-vaskuläre System passt sich nach und nach an. Dazu kommt die wachsende Erfahrung des Sportlers durch die eine Eskalation dieses Mangelzustands rechtzeitig vermieden werden kann.

Üblicherweise durch das rasche Zuführen von schnell verwertbaren Kohlehydraten und individuell angepasste Durchhalteparolen, also mentales Überwinden der Leistungsdelle. Der Umstellungsprozess des Stoffwechsels bei Menschen mit Down- Syndrom ist ausgeprägter und verlängert im Vergleich zu Sportlern ohne Down-Syndrom. Diese Erfahrungen haben wir im Training und in vielen Wettkämpfen machen können. Das könnte an einer niedrigeren Effizienz des Stoffwechsels an sich liegen und an verzögerten Prozessen bei der Einschleusung und Verwertung von Stoffen im Organismus.

> **INFO: Laktat**
>
> Laktat ist ein saures Stoffwechselprodukt. Es entsteht dann, wenn bei einer intensiven Ausdauerleistung der über die Atmung aufgenommene Sauerstoff nicht mehr ausreicht, um im Muskel die benötigte Energie zur Kontraktion zu bilden. Daher auch der Ausdruck: »übersäuerte« Muskeln. Wir versuchen, dies von Anfang an zu verhindern und trainieren mit niedriger Intensität. Da nach unseren Beobachtungen, die Menschen mit Down-Syndrom, eine niedrige Laktattoleranz haben.

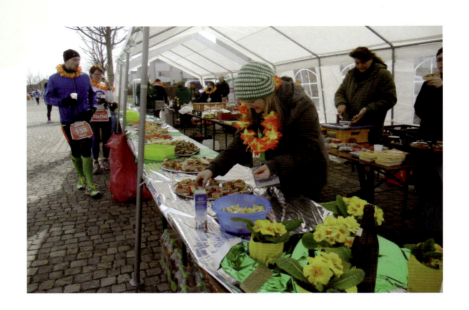

Dieses Phänomen wirkt sich in der Folge dann auch auf den ebenfalls verzögerten Entgiftungsprozess aus. Sport spezifisch geht es dabei insbesondere um den Laktat Abbau. Unsere Strategie liegt deswegen darin, diesen Prozess möglichst zu vermeiden oder wenigstens abzufedern. Eine solide Grundlagenausdauer ist, wie bei allen Sportlern, dafür die Basis.

Training

Wir bestreiten 90 % unseres Trainings im Grundlagenausdauerbereich. Dies ist der Trainingsbereich, in dem sich nicht oder nur wenig Laktat ansammelt. So verzichten wir zum Beispiel weitgehend auf Intervalltraining auf der Bahn (hohe Verletzungsgefahr für Bänder und Gelenke) und setzen Trainingsreize zur Leistungssteigerung eher bei Berganläufen. Dies schont den Bewegungsapparat der Sportler. Die Trainingsumfänge steigern wir nur sehr langsam.

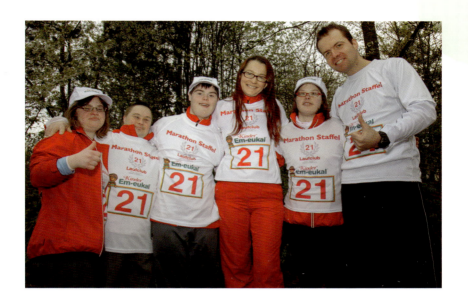

Während gängige Trainingsprogramme zehn Kilometer in sechs Wochen versprechen, nehmen wir uns hierfür mindestens drei Monate Zeit. Im Jahr 2007, in unseren Anfängen, nahmen wir uns sogar drei Monate Zeit um »nur« von null auf drei Kilometer zu trainieren. Hier konnten wir mittlerweile die Erfahrung machen, dass in drei Monaten meist 10 Kilometer erreicht werden können.

Für die Gestaltung des Trainings sind Bänder und Sehnen ein weiteres wichtiges Thema. Während man grundsätzlich davon ausgeht, dass sich Bänder und Sehnen an neue Trainingsreize innerhalb von vier bis sechs Monaten anpassen können, benötigen Sportler mit Down-Syndrom für derartige Veränderungen bis zu einem Jahr.

Bei vielen Menschen mit Down-Syndrom sind Bänder und Sehnen »nachgiebiger«. Im Training, wenn sich ein »wackliger« Laufstil einschleicht, ist das bemerkbar und muss besonders beachtet werden.

Sportler mit Trisomie 21 sehen vielleicht nicht so aus, wie es die Norm will. Manchmal verhalten sie sich auch anders. Als Sportler haben sie sich auf einen Wettkampf aber mit dem gleichen Elan wie alle anderen vorbereitet. Am Start sind sie genau so aufgeregt und im Ziel genau so glücklich und ausgepowert.

Die Anpassung der Muskulatur geschieht hingegen praktisch im »Normalbereich«. Genau darin liegt ein spezifisches Risiko von Sportverletzungen! Bänder und Sehnen können von der Muskulatur, die sozusagen einen Trainingsvorsprung hat, überbelastet werden.

Wir bieten deswegen (u.a.) im Training Trailläufe quer durch den Wald an, damit die Sportler ihre Reaktion und Geschicklichkeit trainieren können. Und natürlich um Bänder und Sehnen zu stärken. Regelmäßige Übungen zur Verbesserung der Stabilität runden das Programm ab.

Bei langen Läufen bieten wir immer die Möglichkeit eines vorzeitigen und kalkulierten Ausstieges an oder wir führen

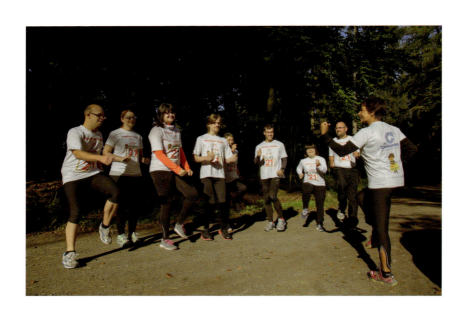

Rundläufe durch, bei denen die Sportler von Runde zu Runde aussteigen können. Eine solche Runde ist zum Beispiel einen Kilometer lang.

> **Marathoni**
>
> *Unsere SportlerInnen mit Behinderung - egal welcher Art - nennen wir Marathonis. Dazu gekommen ist es zunächst aus dem Sprachgebrauch unter Läufern, da werden Sportler, die planen die 42,195 km zu laufen - das wäre eben die Marathon Distanz - schon mal liebevoll als Marathonis bezeichnet.*

Wir haben immer ein wachsames Auge auf unseren Trainingspartner mit Down-Syndrom und tasten uns langsam und vorsichtig an die Trainingsziele heran. Die beeindruckenden Erfolge vieler Marathonis bestätigen uns in dieser Vorgehensweise.

Sind unter solchen Bedingungen überhaupt (individuell unterschiedliche) Höchstleistungen möglich?

Die Antwort lautet: *Jain*.

Frei nach dem Prinzip *der Spatz in der Hand ist uns lieber als die Taube auf dem Dach*, konnten wir bisher nennenswerte Verletzungen vermeiden. Das hat für uns oberste Priorität. Wir lassen den körperlichen Anpassungsprozessen an die Trainingsreize ausreichend Zeit. Das kann man sich, wie wir meinen, angesichts der ansonst erhöhten Verletzungsgefahr »leisten«. Denn schließlich betreibt hier niemand Leistungssport mit Profi-Ambitionen.

Was aber ganz und gar nicht ausschließt, dass individuelle Ziele ausgesprochen ambitioniert sein können — auch im Vergleich mit »normalen« Sportlern!

Wie funktioniert der Laufclub 21?

Die Initiative Laufclub 21: Entstehung und Erfolge

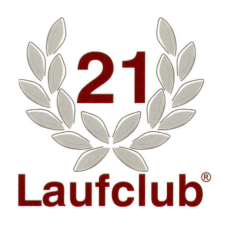

Es blieb einem puren Zufall überlassen, dass ich auf eine Pressenachricht über den Marathonlauf des Engländers Simon Beresford gestoßen bin. Außerdem war ich damals selbst schon einige Zeit vom »Laufvirus« infiziert. Und ich habe einen Sohn mit Down-Syndrom. Irgendwie lag es nahe »etwas« zu tun, was zwei wichtige und intensive Bereiche meines Lebens verknüpfte. Nicht zuletzt hatte ich von Anfang an Mitstreiter aus meiner Laufgruppe, die mir bei der Umsetzung der Idee vom Ausdauersport für Menschen mit Down-Syndrom halfen.

Wie alles begann

Ende September 2007 las ich den Artikel und er entfachte in mir ein Feuer der Begeisterung mit dem ich zuerst meine Familie und dann innerhalb weniger Tage auch meine Laufgruppe ansteckte.

Das Problem

Wir wollten eine Laufgruppe gründen, aber hatten keine Sportler, die wir trainieren konnten.
Mit Unterstützung der regionalen Selbsthilfegruppe und bundesweiter Lebenshilfeeinrichtungen knüpften wir Kontakte zu Familien, die entsprechende potentielle Kandidaten in ihrer Familie hatten. Im Dezember 2007 fanden sich dann 16

»Pionierfamilien« im Fürther Stadtwald ein. Mit Hilfe einer medizinisch ausgebildeten Lauftrainerin wagten wir erste Gehversuche. Nach etwa 500 Metern gab es schon einige Fälle von Atemnot, aber andere schafften bereits 15 Minuten »am Stück« und einer der Sportler hängte mich (als ausgebuffte Läuferin, als die ich mich damals sah) mühelos ab. Ein junger Mann um die 20 läuft einfach schneller als eine Frau um die 40. Da ändert auch das Down-Syndrom nichts dran. Kurzum fanden wir uns in der Situation einer auf denkbar unterschiedlichem Trainingsniveau stehenden Trainingsgruppe wieder.

Die Lösung

Jeder bekam einen eigenen Coach, damit wir überhaupt mal anfangen konnten. Es dauerte einige Wochen, bis sich alle Teilnehmer an eine normale Trainingsroutine gewöhnt hatten. Diese wäre: Ankommen, Umziehen, Begrüßen, Zuhören was heute auf dem Programm steht, und dann auch auf Kommando los laufen.

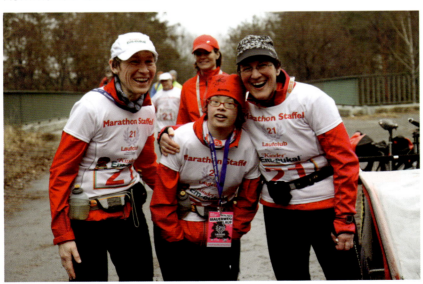

Organisation und Struktur

Durch die Gründung eines gemeinnützigen Vereins schufen wir den Rahmen für die Förderung, Betreuung und auch Finanzierung unserer Initiative. Denn einige unserer Sportler hätten nicht die finanziellen Mittel sich Laufschuhe, Trikots und weitere »Utensilien« selbst zu besorgen. Geschweige denn fällige Startgelder zu entrichten oder eine lange Anreise zu einem entfernten Austragungsort zu bezahlen. Wir vertreten die grundsätzliche Auffassung, dass die eigenen, eventuell beschränkten, finanziellen Möglichkeiten (oder die der Familie) keine Hürde sein dürfen, um dem Grundbedürfnis nach Bewegung und Sport in einem möglichst inklusiven Rahmen nachkommen zu können. Sponsoren und ein stetig wachsender Freundeskreis unterstützen den *Laufclub 21* finanziell und auch direkt »mit anpackend«, etwa beim Marathon zum Welt-Down-Syndrom-Tag.

Die Vereins-Abteilungen heute
- *Gruppen-Training in Fürth seit 2007*
- *Gruppen-Training in Gelnhausen seit 2011*
- *Schwimmgruppe in Nürnberg seit 2013*
mit einer festen Bahn im Nordostbad

Feste Laufpartnerschaften; das
sind Zweierteams Coach/Marathoni:
Bundesweit insgesamt etwa 23

Unsere Sportler sind keine Kinder

Von ganz wenigen Ausnahmen abgesehen, sind unsere Marathonis junge Erwachsene ab 18 Jahren. Immer wieder hören wir (durchaus gut gemeint) von anderen Sportlern: »Klasse, was ihr da für die Kids mit Down-Syndrom auf die Beine stellt« oder: »Toll, was Eure Kinder da leisten«.

Im April 2015 erhielt ich sogar einen Anruf einer Buchautorin, ob ich die Frau wäre die mit den Down-Syndrom Kindern Marathon läuft. Die Verwirrung war erst mal groß, als ich sagte, wir hätten gar keine Kinder in der Laufgruppe. Nun gut, Menschen mit Down-Syndrom sehen oftmals jünger aus, als sie tatsächlich sind und sind wirklich vom Alter her manchmal wirklich schwer zu schätzen. Trotzdem fällt auf, dass Menschen mit Down-Syndrom häufig »verkindlicht« werden. Das müsste nicht sein.

Warum haben wir keine Kinder in der Mannschaft? Ganz einfach: keine Laufgruppe hat Kinder in der Erwachsenengruppe und Kinder laufen kaum 10 km oder weiter im Wettkampf. Kinder haben sportlich ganz andere Bedürfnisse und um Ausdauersport zu betreiben, bedarf es einer gewissen Reife, denn am Anfang ist er erst mal anstrengend und mühevoll. Ein hohes Maß an Eigenmotivation und Zielfokussierung muss unbedingt mitgebracht werden. Außerdem wird es schlicht weg einem Kind nicht gerecht Ausdauersport in dem von uns angestrebten Maß zu betreiben.

Unsere Sportler nehmen es mit Humor. Bei einer Busreise hörte ich einen Jungen mit einer Sehhinderung zu einer 19 jährigen mit Down-Syndrom bei einem Gaststättenhalt flachsen:

»Ob die mir wohl ein Bier verkaufen würden, groß bin ich ja. Oder kannst Du mir eines holen?«

Darauf die junge Dame: »Ich muss mal sehen ob ich meinen Ausweis dabei habe, sonst denken die ich bin erst 13 oder 14 Jahre.«

Ein Bier gab es natürlich nicht; weder bei diesem Halt noch später, da wir grundsätzlich alle keinen Alkohol trinken. Das ist eine Vereinsregel. Aber ich fand es interessant, wie locker die junge Frau damit umgegangen ist.

Die Leichtathletikreglements schreiben sowieso ein Mindestalter vor:
- Marathon ab 18 Jahren
- Halbmarathon ab 16 Jahren
- 10 km ab 12 Jahren

Unerwartete Probleme

Gleiches Recht für Alle — wenn schon Inklusion, dann ja wohl für alle, sonst wäre es ja keine. Die Umsetzung dieses Ziels wirft Fragen auf, die manchmal in der »Inklusionseuphorie« nicht bedacht werden. Zum Beispiel: Inwieweit ist die Schaffung eines Sonderraums inklusiv? Läuft ein solcher »Sonderraum« wie der *Laufclub 21* für sich selbst Gefahr, »exklusiv« zu sein?

Diesen Fragen musste sich auch der *Laufclub 21* stellen und es scheiden sich selbst bei uns manchmal die Geister. Sind wir es nicht, die oft lautstark nach Inklusion, nach Teilhabe, nach »Normalität« für Menschen mit Besonderheiten rufen? Widersprechen wir uns nicht selbst, wenn wir jetzt eine Gruppe speziell für Menschen mit Down-Syndrom aufbauen?

Der Laufclub 21 lernt dazu

Interessant ist dies: In unseren Bemühungen um die sportliche Integration von Menschen mit Down-Syndrom bemerkten wir lange nicht, dass wir nun andere sportlich interessierte Menschen mit anderen Behinderungen ausschlossen. Hin und wieder rief jemand bei uns an und fragte, ob wir auch jemanden mit anderer Behinderungen aufnehmen würden. Aber unsere starke Zielfokussierung ließ für solche Gedanken überhaupt keinen Raum. Zu sehr waren wir am Anfang damit beschäftigt, uns selbst und die Marathonis zu organisieren: Öffentlichkeitsarbeit zu betreiben, den Gedanken rund um den *Laufclub 21* bekannt zu machen und weitere Mitstreiter zu finden. Kam dann eine solche Nachfrage, so fanden wir das irgendwie ... *abwegig*. Wir sind doch eine Mannschaft für Menschen mit Down-Syndrom und nicht für jeden. Zumal wir auch keine Vorstellung von der Ausprägung anderer Handicaps hatten. Was das Down-Syndrom und seine Besonderheiten betraf, so fühlten wir uns sicher. Aber eines wollten wir bestimmt nicht: gesundheitliche Risiken eingehen und in Situationen kommen, die wir nicht mehr kontrollieren oder beherrschen konnten. Das soll uns aber nicht »freisprechen«, denn ...

Ein paar Jahre nach Gründung des *Laufclub 21* bekamen wir einen Brief. Diesen Brief konnten wir nicht so schnell *ad acta* legen. Er lag mahnend auf dem Schreibtisch und der Inhalt sollte uns noch beschäftigen.

Integration darf nicht an den Grenzen eigenen Wissens und Vorstellungen enden

Eine Familie mit einem erwachsenen Sohn mit angeborenen Hydrozephalus bewarb sich buchstäblich, mit Ihrem Sohn mitmachen zu dürfen. Nirgendwo fand er Anschluß und sie hätten uns doch schon so oft gesehen. Hier wäre ihr laufbegeistere Sohn sicher unter guten Freunden. Und auch sie würden sich gerne selbst in solch einen tollen Verein einbringen. Dieser Brief brachte uns in arge Bedrängnis. Im Prinzip war es mehr oder minder ein Bewerbungsschreiben. Wir schämten uns ... ja dieser Ausdruck trifft es gut. Denn es wurde uns bewußt, wie sehr wir uns zu einer mehr oder minder geschlossenen Gesellschaft entwickelt hatten. Wir, die laut danach riefen, unsere Marathonis überall mitlaufen zu lassen, unterschieden uns so gesehen gar nicht von den Sportvereinen, die wir kritisierten, die unsere Marathonis nicht mitmachen lassen wollten. Eine Ironie des Schicksals.

Nun gut, aber wir sahen schon einige Schwierigkeiten in der praktischen Umsetzung, sprich im Training mit dem neuen Sportler. Keiner kannte sich ausreichend mit der medizinischen Thematik und den Besonderheiten eines Hydrozephalus aus. Und so suchten wir das Gespräch mit den Eltern. Diese teilten durchaus unsere Bedenken. Ein Sportleistungstest sollte Aufschluss geben. Zu unsere aller Überraschung brach der Sportler den Test erst bei 200 Watt Belastung ab. Die Vitalwerte dabei waren hervorragend. Ein abschließendes Herz Echo räumte die letzten Bedenken, dass dieser jungen Mann nicht belastbar wäre, aus dem Weg. So einfach war es also. Mit der sportärztlichen Freigabe fühlten sich beide Seite sicher und wohl in der neuen Partnerschaft. Ich brauche an der Stelle nicht weiter erwähnen, dass dieser junge Sportler uns alte Hasen von Anfang an ins Schwitzen gebracht hat beim Training — und das hat sich bis heute nicht geändert.

Und so mussten wir als letzten Schritt dann 2011 noch die Vereinsatzung ändern. Dieser Notartermin war dann etwas ganz Besonders. Wir fühlten uns endlich als echter *Integrationsverein*.

Seither ist der *Laufclub 21* offen für jeden. Mittlerweile haben sich auch einige Sportler ohne Behinderung uns angeschlossen.

Hü oder Hott? Praktische Problembewältigung

Sport ist kompetitiv. Ein Wettkampf ist ein Wettkampf und es gibt keinen Sportler der nicht gewinnen oder, wenn das realistisch nicht machbar ist, wenigstens ein für ihn persönlich gutes Ergebnis erzielen will. Deswegen gibt es im Sport Alters- und Gewichtsklassen, hierarchische »Ligen« und »Meisterschaften« auf jeder Ebene, von der Stadtteil- bis zur Welt-Meisterschaft.

In diesem Sinn hat der *Laufclub 21* eine enorme Spannbreite des physisch Möglichen seiner Sportler zu handhaben. Der eine oder andere fordert schon mal einen »Behindertenbonus« ein. Und zwar bis hin zu den Vereins internen Meisterschaften!

Das Meisterschaften-Problem

Einmal im Jahr loben wir Vereinsmeisterschaften aus, an denen alle Marathonis teilnehmen dürfen. Ursprünglich bekamen die ersten drei, jeweils bei den Damen und bei den Herren, eine Auszeichnung und es wurde ein Ehrenpokal vergeben. Je nach Anlass bekam den ein »Neuer« als Willkommen, jemand, die sich nach langer Rekonvaleszenz zurück »gekämpft« hatte, als Anerkennung für eine persönliche Leistung, die objektiv in keiner Gruppe für das Siegertreppchen ausreichen würde, aber für den Sportler genauso objektiv gesehen eine Höchstleistung darstellte, oder auch für besondere Verdienst um den Verein im Allgemeinen.
Dies ging so weit ganz gut, bis zu dem Moment als wir Sportler mit anderen Behinderungen aufnahmen. Schnell wurde der Ruf nach einer extra Down-Syndrom Wertung laut.
Überzeugt davon, dass Inklusion keine Einbahnstraße sein darf, blieben wir standhaft und beschränkten, wie es nun mal üblich ist, die Siegerehrung auf die ersten drei. Der darauf folgende »Aufschrei« war groß und die uns erreichenden Briefe lang. Wir zögerten erst eine Entscheidung hinaus. Offensichtlich teilten nicht alle Eltern unsere Auffassung und in solchem Umfeld begann sich dann auch bei einigen Marathonis selbst Unmut zu regen.
Entgegen unserer Überzeugung bekamen bei der nächsten Veranstaltung dann also alle Teilnehmer einen Pokal. Egal ob 1,3 km oder 44km, jede Leistung wurde gleichermaßen honoriert. Als Ausrichter trösteten wir uns im Vorfeld damit, dass

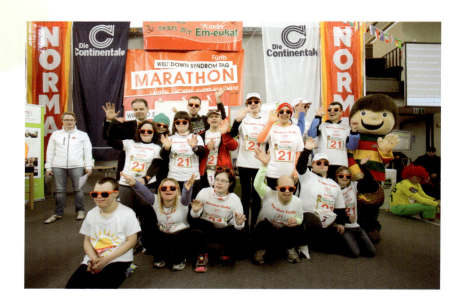

wir auf die Pokale schnell noch verschieden bunte Schleifchen klebten. Gold, Silber, Rot und Grün. Wirklich wahrgenommen hat das außer dem Orgateam keiner. Oder: Fast keiner. Eine der Mütter kam zu uns und sagte, dass wir es nun endlich mal gut und richtig gemacht hätten. Wir nahmen es dankbar als Ausdruck ihrer Zufriedenheit auf, denn schließlich waren und sind wir ja nicht ihrer Meinung. Uns geht es aber um den (inklusiven) Sport, nicht um Meinungsmache! Und von daher sind derartige Irritationen absolut nachrangig.

Doch das ist nicht das Ende der Geschichte. Als wir die Bilder der Siegerehrungen in der Nachschau betrachteten und lauter strahlende Gesichter der Sportler mit den Pokalen in der Hand sahen, wurde uns warm ums Herz. Wir glaubten der freundlichen Mutter gern, »jetzt alles richtig« gemacht zu haben. Was für ein Irrtum. Ein bald darauf erfolgtes Telefonat mit einer der Coaches brachte diese selbstgefällige Zufriedenheit schnell zu Fall.

Jetzt wurden wir gefragt, warum eigentlich bei einer »Meisterschaft« alle einen Pokal bekämen?
Sie sehen, wenn es um den gesellschaftlichen Aspekt, also um die konkrete Umsetzung von Inklusion, oder wenigstens Schritte in diese Richtung geht, treten Fallstricke zutage, mit denen man im Vorfeld nicht gerechnet hat. Wir wollen unser »Ziel«, nämlich Teilhabe, die man weder begründen noch hinterfragen muss, nicht umdefinieren, um »auf dem Papier« Inklusionserfolge zu feiern, sondern solche Situationen nutzen, um praktische Lösungsansätze zu entwickeln. Natürlich gilt trotzdem die alte Weisheit: Recht machen kann man es nie allen und wenn man noch so überzeugt ist, das Richtige zu tun.
Also: locker bleiben und weiter laufen.

Die Leistungsgrenzen der Menschen mit Down-Syndrom sind uns noch lange nicht bekannt

Wer Langdistanz läuft, für den ist ein Marathonlauf der Olymp der Laufwelt. 42,195 Kilometer so schnell es geht zu Fuß zurücklegen! Das ist (bei jeder Geschwindigkeit!) eine ungemein große Herausforderung und so mancher passionierte Läufer bekommt allein bei dem Gedanken daran eine Gänsehaut. Natürlich sind Marathonläufe nichts, was man »jede Woche« macht. Da unterscheiden sich die Marathonis des *Laufclub 21* nicht von anderen.
Mangels schon existierender Literatur zum Thema, versuchten wir mit einigem Erfolg zwischen 2007 und 2012 (Vereins-) Strukturen zu schaffen, die in der Lage sind speziell angepasste Trainingsabläufe und -intensitäten individuell anzupassen. Ohne »Normvorgaben« wurde die Basis sozusagen *für alle* geschaffen, den Traum vom Ausdauersport Wirklichkeit werden zu lassen

Darüber hinaus bauten wir unser Wettkampfangebot durch die Teilnahme an *Nicht-Marathon* Veranstaltungen aus: den *Triathlon in Roth 2013* oder die *Zugspitz Begehung 2014*. 2015 stand die Teilnahme an einem *12 Stunden Nachtlauf* auf dem Programm, sowie ein Freiwasserschwimmen im See.

Der Nachtlauf – ein Beispiel

Unser erklärtes Ziel war es, den Marathonis das Erlebnis eines Nachtlaufes und die persönliche, intensive Erfahrung des Überwindens der Müdigkeit in den frühen Morgenstunden zu ermöglichen. Wichtige Faktoren zur Schulung und Festigung der Persönlichkeit durch die Bestätigung und Erfahrung der eigenen Fähigkeiten. Auch das (individuelle) Definieren neuer persönlicher Grenzen wollten wir als eindringliche Erfahrung den Teilnehmern ermöglichen.

Info: Was sind »Nachtläufe«?
Für alle, die derartige Veranstaltungen nicht kennen, eine kurze Beschreibung: Innerhalb von 12 Stunden versuchen sich die Teilnehmer so weit und so lange wie möglich fortzubewegen. Bewältigt wird dabei ein Rundkurs von ein bis zwei Kilometer Länge. In jeder Runde kommen die Läufer an der Zeitmessung, den sanitären Einrichtungen und am Versorgungsstand vorbei. Hierbei muss nicht die ganze Zeit gejoggt werden, individuelle Pausen sind erlaubt.

Aus medizinischer Sicht ist ein 12 Stundenlauf nicht uneingeschränkt gesund. Das gleiche gilt natürlich auch für einen Marathonlauf oder jegliche andere extreme sportliche Aktivität

Die ausschlaggebenden Faktoren für eine Teilnahme der Sportler vom *Laufclub 21* waren deswegen:

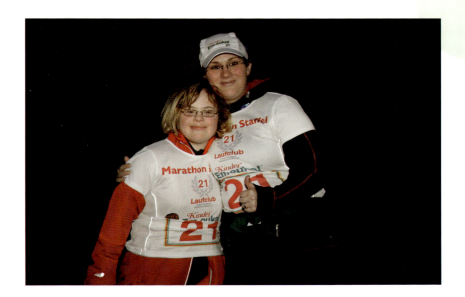

- die Intensität der sportlichen Aktivität,
- eine gute Betreuung durch erfahrene Läufer
- und eine solide Versorgung mit Essen und Getränken.

Ein etablierter 24 Stundenlauf, der von einem Freund organisiert wird, konnte uns die benötigten Voraussetzungen bieten.

Das vereinsinterne Ziel war, so lange wie möglich in den 12 Stunden durchzuhalten und so weit wie möglich zu laufen. Aber: Jeder wie er mag und kann. Fast jeder der Marathons ging gemeinsam mit einem Coach auf die Strecke. Ein paar wenige liefen mehr oder weniger selbständig und trafen sich dann in jeder Runde mit den anderen am Versorgungsstand. Eine Runde war 1,7 km lang.

Start war um 18:00 Uhr und Zielschluss um 06:00 Uhr früh. Wir hatten einen Reisebus organisiert, der uns als warme und überdachte Schlaf- und Ruhemöglichkeit in der Nacht zur Verfügung stand.

Bereits nach zwei Stunden bekam die Sache eine Eigendynamik. Die Sportler liefen und pausierten nach Bedarf. Gegen 22:00 Uhr begaben sich die ersten in den Bus, um für ein paar Stunden zu schlafen. Andere drosselten nur das Lauftempo oder verlängerten die Zwischenstopps an der Versorgungsstelle. Gegen 23:00 Uhr hatten einige Sportler schon fast 30 km geschafft und wir vom Vorstand setzten in Absprache mit den Coaches einen »Fitness-Check« an. Wie? Mitten im Rennen?

Ganz einfach: wir liefen mal eine Runde mit und achteten auf Puls, Atmung und allgemeinen Zustand. Zu dieser Zeit wurde langsam deutlich, dass wohl der ein oder andere 40 Kilometer oder mehr schaffen wird.

Es ist nun nicht so, dass wir kopflos und ungeplant in ein Abenteuer gestolpert wären. Wir hatten von Anfang an vermeintlich alle Möglichkeiten Verläufe durchgespielt; aber mit diesem Ehrgeiz und Durchhaltevermögen hatten wir doch nicht gerechnet.

Es erinnerte uns daran: Die Sportler des *Laufclub 21* sind primär nicht krank! Sie haben eine »Trisomie 21« und die bedingt in individueller Ausprägung bestimmte Symptome, die zusammengefasst als »Down-Syndrom« bezeichnet werden. Aber unsere Sportler sind gut trainiert. Der Muskel- und Bänderapparat und der Kreislauf dieser gesunden, jungen Leute kann durchaus einen Lauf bzw. eine Wanderung über 8-12 Stunden und 30-60 Kilometer verkraften.

Die bereits angesprochenen Besonderheiten im Stoffwechselprozess konnten wir mit der Versorgungsstation, die in jeder Runde angelaufen werden konnte, gut abfedern.

Nun, kurz gesagt: zwei Sportler mit Down-Syndrom und einer mit starker Sehbeeinträchtigung fassten in der Nacht gegen 23 Uhr den Entschluss mindestens »den« Marathon zu laufen.

Das wurde richtig spannend, denn natürlich wurden unsere Sportler irgendwann müde und fragten immer häufiger, wie lange es noch dauern würde. Wir stockten deswegen die Teams ein wenig auf, unterstützten die Sportler mit Gesprächen, Witzen und waren einfach zur Ablenkung »da«.
Auch dies gibt es im »normalen« Sport. Spitzenläufer haben ihre *Hasen* und selbst Freizeitsportler lassen sich gerne bei einem Wettkampf von einem erfahrenen Freund begleiten.
Letztlich war es so, dass eine junge Frau im Alter von 19 Jahren, im Laufe der Veranstaltung ihren ersten Marathon lief und ein Mann im Alter von 34 Jahren ebenfalls. Die Ermüdung und Anstrengung war beiden anzusehen. Mehr noch war zu sehen, wie sehr sie an diesem Lauf gewachsen waren und sich selbst als Gewinner, Sieger und Bezwinger erleben konnten.
Dass beide einen ordentlichen Muskelkater für zwei Tage bekamen, war klar — aber nicht nur die Marathonis litten, sondern auch deren Coaches. Denn das Team bewältigte jeden Meter gemeinsam.

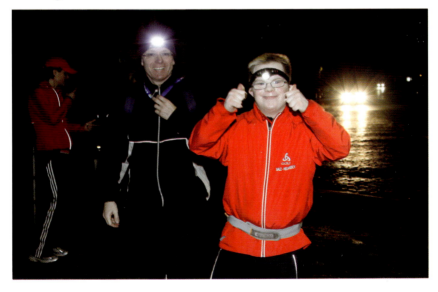

Betonen muss ich, dass ein Marathonlauf im Ausdauersport immer ein Ausnahmeereignis ist. Nicht jedem ist es biologisch und/oder mental möglich, sich auf diese Distanz einzulassen. Unsere wichtigste Erkenntnis war also: Den Menschen mit Down-Syndrom ist ein Marathonlauf offensichtlich grundsätzlich möglich. Das Down-Syndrom *an sich* ist offensichtlich kein »Ausschlussgrund«!

Zu ergänzen ist, dass ein weiterer Mann im Alter von 19 Jahren ganze 60 Kilometer in dieser Nacht gelaufen ist. Er lebt mit den Folgen cerebraler Durchblutungsstörungen während der Geburt. Einer der jüngsten unseres Vereines ein junger Mann im Alter von 15 Jahren, mit angeborener Sehbehinderung, lief 50 Kilometer. Alle anderen Sportler beendeten die Veranstaltung mit Distanzen zwischen 16 und 41 Kilometer. Eine beeindruckende Bilanz.

Grenzen spüren, daran wachsen und neu definieren. Für Menschen ohne Behinderung ein großes Thema über das wie selbstverständlich geredet wird. Für Menschen mit Down-Syndrom ist es mindestens genau so wichtig. Und vor allem: es ist wie in so vielen Bereichen weit über das Maß hinaus möglich, das oft unterstellt und als gegeben hingenommen wird.

Lauf ABC

Ein Lauf-ABC sind grundlegende Übungen zur Schulung eines ökonomischen Laufstils und zur Verletzungsprophylaxe. Nicht alle klassischen Übungen sind für Sportler mit Down-Syndrom nach unseren Erfahrungen geeignet und durchführbar. Im Detail wollen wir an dieser Stelle keine Übungen vorstellen. Genaue Beschreibungen lassen sich in entsprechender Literatur oder auch im Internet leicht finden.

Folgende (und ähnliche) Übungen
empfehlen wir ausdrücklich nicht:
- *Hopser-Lauf* — wegen der Gefahr hier umzuknicken.
- *Sprunglauf* — wegen der hohen Belastung für die Gelenke, Sehnen und Bänder und der Gefahr umzuknicken.
- *Steigerungslauf* — wegen der hohen Belastung der Muskulatur und der latenten Gefahr von Zerrungen.

Folgende Übungen können wir
empfehlen und empfinden wir als hilfreich:
- *Knie-Hebelauf und Anfersen* — zur schnelleren und bewussten Integration der Laufbewegung.
- *Seit-Schritte und Wechselschritte* — zur Unterstützung der Koordination und Schulung des Ausweichens vor Hindernissen. Etwa Wurzeln oder Bodenlöcher beim Laufen in der Natur oder anderen Läufern im Wettkampf.
- *Rückwärts-Laufen* — zur Steigerung der Konzentrationsfähigkeit

Der *Laufclub 21* baut immer wieder *Lauf-ABC Übungen* in das Training ein.
Einen reichhaltigen Fundus an Ideen und Vorschlägen für integrative Trainingsmethoden findet man zum Beispiel auch in »Barber; Sport inklusive« (G&S Verlag)

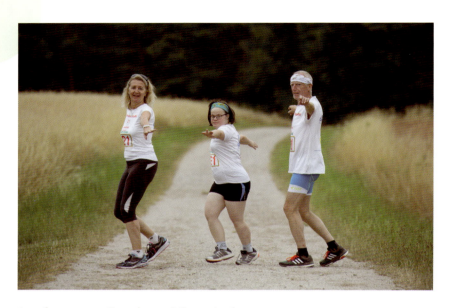

*Laufpartner: Coach und Sportlerinnen
— ein festes Team*

> Wir versuchen im Verein, so weit es möglich ist, zu verwirklichen, dass die Sportlerinnen und Sportler mit Down-Syndrom einmal, besser zweimal die Woche, von einem Coach zum Training abgeholt werden.
>
> Versuche unsere Sportler in regionale Laufgruppen einzubinden, haben wir erst einmal aufgegeben. Die Bereitschaft unterschiedliche Leistungsebenen als normal anzusehen — was »Inklusion« bedeuten würde — war dort leider noch nicht vorhanden. Also machten wir aus der Not eine Tugend. In Bayern und Hessen haben wir drei größere Trainingsgruppen, die sich einmal in der Woche zum Laufen bzw. Schwimmen treffen. Andernorts haben wir, soweit möglich, Zweierteams gebildet. So wird der Konni am Dienstag von der Micha und am Donnerstag vom Thomas abgeholt. Und die Julia einmal in der Woche vom Tilo usw. Ele hat zum Beispiel auch zwei Coaches.

Diese Zweierteams sind eingeschworene Trainingspartnerschaften. Und beide Seiten möchten dieses Training und die entstandenen Freundschaften nicht mehr missen. Im Wettkampf bewältigt der Coach zusammen mit »seinem« Sportler die Strecke. In vielen Fällen arbeiten wir mit einer 1:1 »Manndeckung«, wie es so schön heißt. Dies ermöglicht jedem in seinem Tempo stressfrei zu laufen und die Veranstaltung zu genießen.

Sollten an einem Wettkampf mehrere Teams teilnehmen, so hat es sich eingebürgert, ca. 500 Meter vor dem Ziel auf alle anderen zu warten und gemeinsam einzulaufen. Das wäre in jeder anderen Mannschaft undenkbar, denn die persönlichen Zeiten sind dann schon mal verfälscht. Das Ergebnis aber bleibt gleich. Ein Sportler hat sich vorgenommen einen Halbmarathon zu laufen. Er hat trainiert, er ist nervös »mit den Hufen scharrend« angetreten und er hat *gefinished*. Jeder für sich, am Ende aber dann alle miteinander.

Wer schon mal bei einem Zieleinlauf von uns dabei war, weiß von was ich spreche.

Coach oder Assistent?

Ein Assistent ist ein Begleiter für einen Menschen mit Behinderung, um dessen gesetzlich zugesicherte Teilhabe zu ermöglichen. Freizeitassistenz, Arbeitsassistenz usw. sind daher gängige Begriffe mit genau definierter formaler Bedeutung. Das Persönliche Budget eröffnet viele Möglichkeiten. So gesehen sind Assistenten formal, selbst beim freundschaftlichsten Umgang miteinander, »Angestellte«.

Die Coaches des Laufclub 21 sind das nicht. Alle arbeiten ehrenamtlich. Uns war von Beginn an wichtig, dass die Laufteams sich auf Augenhöhe begegnen. Die Teams bestreiten Rennen und Training wann immer möglich als Sportler zusammen.

Trotzdem sollte die Möglichkeit der Assistenz nicht vergessen werden. Nicht überall kann man auf ein so ein breites ehrenamtliches Engagement hoffen.

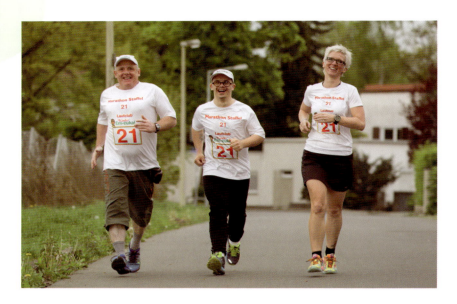

Da unsere Sportler nicht nur eine Fülle unterschiedlicher Fitnessgrade, sondern überdies ein deutlich verschiedenes Maß an Lernpotential und Einstellung mitbrachten, verlangte uns der Trainingsbetrieb zunächst viel Geduld ab. Aber schließlich, nach einigen Wochen, klappte es bis auf wenige Ausnahmen. Diese, so sollten wir erfahren, würden sich auch schwerlich in die Gruppe einbinden lassen. Aber selbst mit »Problemfällen« lernten wir im Laufe der Zeit konstruktiv umzugehen. Natürlich ist Voraussetzung für das Gelingen, dass genügend Coaches beim Training dabei sind.

Wettkämpfe

Was nützt ein Training, wenn keine Wettkampfteilnahme den »inneren Schweinehund« hinter dem Ofen vor lockt. Denn eines ist sicher: Ausdauersport ist zunächst mal anstrengend und mühsam. Und so brauchten wir 2007 ein erstes Ziel. Die Teilnahme an einem Staffelmarathon nach sechs Monaten Training wurde geplant.

Wobei angestrebt war, dass die Sportler zwischen ein und drei Kilometer laufen sollten. Einer sollte uns am Wettkampftag mit einem Halbmarathon überraschen und seine Wettkampfbegleiter durch ständigen Tempowechsel konditionell ganz schön in Bedrängnis bringen.
Der Wettkampf nach sechs Monaten war ein voller Erfolg, jeder schaffte sein persönliches Ziel und der gemeinsame Zieleinlauf krönte unser Gemeinschaftserlebnis. Nach diesem Tag wurde klar, dass wir nicht nur eine Idee realisiert hatten, sondern eine Mannschaft zusammengewachsen war. Also ging es weiter.
Nach ein paar Jahren Training verzeichnet der Verein: Rund 50 Sportlerinnen und Sportler mit Down-Syndrom 5 Marathonläufer rund 20 Halbmarathonläufer; der Rest läuft mindestens 10 Kilometer; 15 haben teilweise mehrfach einen Volkstriathlon »gefinished«. Fest installiert haben wir seit 2007 eine Laufgruppe, seit 2011 eine zweite Laufgruppe und seit 2013 auch noch eine Schwimmgruppe.

Liebe Leser, Hand auf's Herz, hätten Sie geglaubt, dass dies möglich ist? Wir waren selbst überrascht mit welchem Ehrgeiz und welcher Trainingsfreude unsere Mitglieder auf ihre persönlichen Ziele hin arbeiten. Und dies nun schon seit sieben Jahren! Sicher weichen die Zeiten etwas von der allgemein festgelegten Norm ab. Für einen Marathon benötigen wir schon mal 6 Stunden, für einen Halbmarathon 2:30 — 3:30 Stunden, für einen 10 Kilometer Lauf zwischen 55 Minuten und 1:30 Stunden. Im Ziel jedoch sind alle glücklich und, wie man heute so schön sagt, voll *ausgepowert*. Sportliche Leistung bringen, sich anstrengen, an die Grenzen gehen, die persönliche Norm neu definieren und natürlich: einfach mitmachen. Das Gefühl genießen, wenn man nach großer Anstrengung im Jubel der Zuschauer ins Ziel läuft.

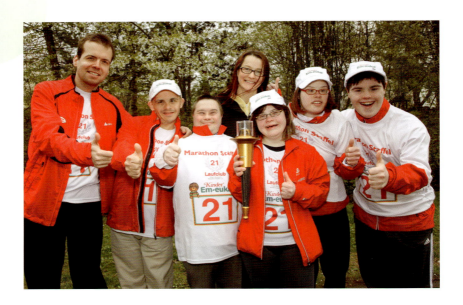

Das sind Erlebnisse, die prägen, die motivieren und die keinem von vornherein verwehrt werden dürfen. Und so nimmt der *Laufclub 21* nun regelmäßig an Stadtmarathons, Volksläufer und sogar an Triathlonveranstaltungen teil. Dabei dürfen wir herausstellen, dass uns fast alle Veranstalter mit einem Freistart für die Marathonis und ihre Coaches unterstützen. Dies macht es uns möglich an bis zu zwanzig verschiedenen Veranstaltungen teilzunehmen.

Auf Wettkampfteilnahmen vorbereiten
— Lärm und Gedränge

Große Stadtmarathons mit mehr als zehn oder zwanzig Tausend Teilnehmern sind etwas Besonderes. Die Stimmung, viele Zuschauer am Streckenrand, der Zieleinlauf ist ein lang gesäumter und abgesperrter Weg. Beim München Marathon läuft man sogar ins Olympiastadion ein oder in in Frankfurt über den roten Teppich in die Messehalle. Moderatoren, Musik, Fotografen im Ziel.

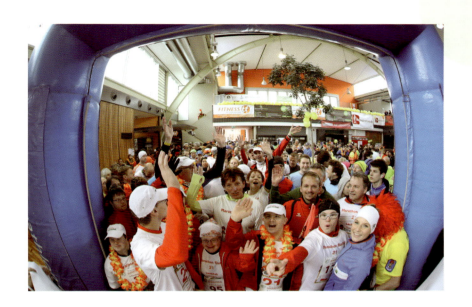

Die Reizüberflutung ist nicht jedermanns Sache. Zwanzig Minuten im Startblock stehen, Gedränge, Lärm, alle setzen sich gleichzeitig in Bewegung. Wer lärmempfindlich ist oder große Menschenansammlungen und Gedränge nicht mag, der kommt schon hier an seine Grenzen.

Da es bei den Massenstarts oftmals sogar schwierig ist, auch nur einen einzigen Laufpartner im Auge zu behalten, haben wir es uns angewöhnt, ganz hinten im Feld zu starten wo die Situation etwas entspannter ist. Beim Start bieten wir bei Bedarf unseren Marathonis auch schon mal die Hand an und bleiben eng zusammen, bis sich das ganze Läuferfeld auseinander gezogen hat. Das gibt Sicherheit — für beide Seiten.

Was in anderen Sportvereinen vorausgesetzt wird, muss bei uns schon mal ausführlich angesprochen, erklärt und organisiert werden. Was ziehen wir zum Wettkampf an, was brauchen wir eventuell an Getränken und Verpflegung. Was soll in die Tasche für die Dusche nach dem Wettkampf und wer unterstützt wen gegebenenfalls. Im Laufe der Zeit hat sich das aber alles bei den Marathonis eingeprägt und sie fragen in der Regel von selber nach, was sie alles benötigen für den nächsten Start.

Vieles wurde schnell zur Routine und es wird uns erst wieder bewusst, wie wieviel es am Anfang zu besprechen gibt, wenn neue Sportler in die Mannschaft aufgenommen werden.

Zu beachten ist also, dass die Reizüberflutung beim Start einer großen Veranstaltung eine wirkliche Hürde darstellen kann. Das Fotografengewimmel und die laute Musik im Ziel wird hingegen von nahezu allen genossen. Und sich in Siegerpose werfen — das können die Marathonis wie die Profis.

Gesundheit durch Ausdauersport

Mental: Erfolge und Selbstbewusstsein durch Sport

Motivation

Braucht ein Sportler mit Down-Syndrom mehr Motivation, um eine Leistung zu erbringen? Wieder lautet die Antwort: Jain.

Wir haben Sportler in der Mannschaft, die starten im Wettkampf so wie im Training: wie ein Uhrwerk laufen, laufen, laufen bis sie im Ziel sind. Andere Sportler in unserem Verein benötigen Motivation unterwegs. Aufmunterung, immer wieder kleine Zwischenziele und auch einfach Ablenkung von dem Gedanken müde zu sein. Wir machen immer wieder die Erfahrung, dass der »Grad der Motivation« gar nicht unbedingt zentral etwas mit dem Laufen an sich zu tun haben muss. Wir beobachten bei den Sportlern unseres Vereins eine ausgesprochen unterschiedlich ausgeprägte Motivation.

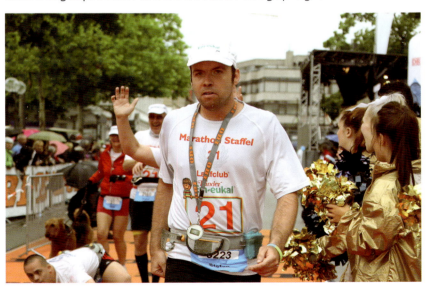

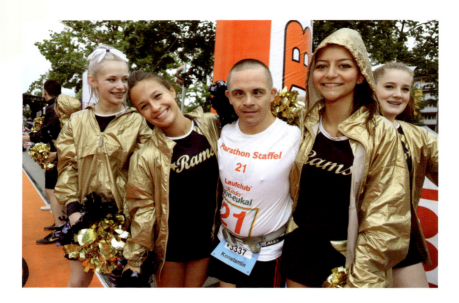

Der Einfluss »äußerer Faktoren« spielt dabei wahrscheinlich eine große Rolle.

Während es einer Sportlerin ausreicht, wenn wir ab und zu sagen: »Du machst das klasse!« oder auf Fragen wie »Mache ich das gut?« antworten: »Nein, Du machst das sehr gut«, benötigen einige andere Publikum. Wie wir den Zwischenzeiten entnehmen konnten, war bei Wettkämpfen an Streckenabschnitten, an denen mehr Zuschauer standen, unser Durchschnittstempo merklich höher.

Bei den Sportlern, die gerade auf diese Anfeuerungs-Motivation ansprechen, besteht allerdings die Gefahr, dass sie sich dann verausgaben. Hier wirken wir Coaches dann auch schon mal als »Bremser«.

Und dann haben wir ein paar »Dramatiker«, die weinen schon mal beim Start und unterwegs, sodass wir auch schon mal gefragt wurden: »Läuft dieser Sportler wirklich freiwillig mit?« Das sind schwierige Situationen, weil wir uns natürlich nicht immer ganz sicher sein können. Die Lösung liegt — bei

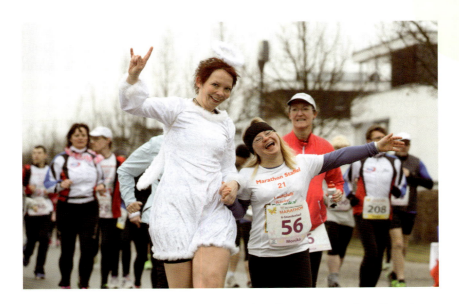

aller Verantwortung, die wir mit der Betreuung der Sportler durch den Verein tragen — auf der Hand: einfach mal die betreffende Person selber fragen! Sollte selbstverständlich sein. Und so lange die Antwort »weiter machen« lautet, geht's eben weiter; außer natürlich, es gibt medizinische Bedenken.

Entfernung begreifen

Nicht alle unserer Sportlerinnen und Sportler haben eine klare Vorstellung von Zeit und Strecke. Daher entwickeln wir Hilfskonstrukte:
Die meisten Marathonis können zum Beispiel eine Zeigeruhr ablesen. Die Veränderung der Zeigerposition (»Bis der große Zeiger auf der 6 steht«) ist eine greifbare Aussage — selbst wenn man kein Gefühl für die damit verbundene Zeitspanne hätte. Es ist kontrollierbar, man sieht den Fortschritt.
Wir steuern immer wieder markante (Zwischen-) Zielpunkte an. Ideal, wenn es etwas gibt, das irgendwie mit der Lebens-

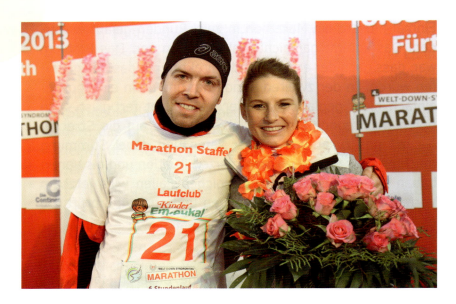

habe nicht viele Gründe zu sprechen. Denn bisher hätten sich nur wenige Menschen dafür interessiert, was er zu sagen habe. Aber nachdem er beim letzten Wettkampf von einem Journalisten interviewt wurde, habe er einfach Lust mehr zu reden.

Berührend und traurig zugleich ist diese Geschichte, nicht wahr?

Das Ereignis ist plakativ, aber keineswegs ein Einzelfall. Wir stellen tatsächlich allgemein fest, dass sich unsere Sportler im Laufe der Zeit häufiger zu Wort melden, sich in Gespräche einbringen und erzählen. Und manchmal sind sie jetzt beim Verabschieden noch immer nicht fertig. Es folgt ein »das muss ich euch noch sagen« dem anderen.

So konnten wir vielfach beobachten, wie sich der eine oder die andere nach Erfolgserlebnissen in Training und Wettkampf, im Laufe der Zeit mehr »einbrachte«. Die erfahrene Aufmerksamkeit von außen generiert — wie bei jedem — für die Menschen mit Down-Syndrom natürlich auch eine

Stärkung des Selbstbewusstseins. Und das wiederum macht sich dann nicht nur im Sport bemerkbar.

Erfolgserlebnisse sind der Schlüssel

Anerkennung und Aufmerksamkeit ist wichtig für Wohlbefinden und das Selbstbewusstsein. Immer wieder höre ich in meiner Naturheilpraxis von meinen Patienten: *Ich habe das Gefühl für mich interessiert sich niemand und alles was ich mache interessiert eh keinen oder wird als Selbstverständlichkeit hingenommen.*

Wie sieht das bei den Menschen mit Down-Syndrom aus? Die Kinder erfahren in der Regel viel Aufmerksamkeit und Zuwendung in ihren Familien und sozialen Netzen — sozusagen aus dem Inneren ihres sozialen Umfeldes heraus. Bei sportlichen Aktivitäten machen die körperlichen Unterschiede oft einen fairen Vergleich unmöglich. Auch ein Grund, warum Inklusion im Sport schwierig ist. Das darf aber nur ein weiterer Ansporn sein, denn Sport bietet eine Möglichkeit, Aufmerksamkeit »von Außen« zu erlangen. Und man kann sich diese Aufmerksamkeit tatsächlich durch (persönliche) Top-Leistungen erarbeiten. Auch wenn sie im direkten Vergleich mit der Elite-Klasse wohl nicht bestehen könnten …

Durch Sport besteht auch die Möglichkeit an einer großen Veranstaltung mit Rahmenprogramm teilzunehmen und das einmalige Flair dort hautnah zu erleben. Im *Laufclub 21* organisieren wir die Teilnahme an solchen Veranstaltungen. Von der Vorbereitung, über die Ausrüstung im Vereinsoutfit, bis zur Anreise und natürlich die Teilnahme und Durchführung des Wettkampfs.

Das Ziel der Teilnahme an einer solchen Sportveranstaltung ist auch nicht das bloße Dabei-Sein. Die absolute Krönung ist der Zieleinlauf! Der Traum, das ganz persönliche Ziel auf das man Monate lang hin gearbeitet hat, wird damit Realität.

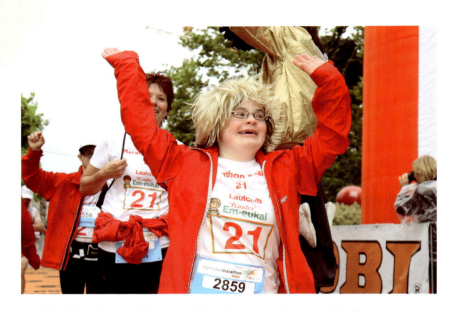

Die Musik wird lauter, Zuschauer säumen die letzten paar hundert Meter, ein Moderator kündigt den Zieleinlauf an und dann ist es soweit: Unter Mobilisierung der letzten Reserven, wird kurz vor dem Ziel das Tempo forciert. Das Ziel wird durchlaufen. Erlösung, Freude schießen einem durch den Kopf. Eine, vielleicht noch vor Jahresfrist unglaubliche, Leistung ist real vollbracht worden! Oder wie heißt es so schön? Mit der Überquerung der Ziellinie wird aus einem einfachen Menschen ein Marathonläufer …

Im Ziel blitzen die Kameras und vielleicht bittet einen der Moderator um ein paar Worte. Das sind Gefühle und Erlebnisse, die sich positiv einprägen. Das trägt noch lange durch den Alltag und »stärkt den Rücken«. Erinnerungsfotos am Arbeitsplatz, eine Medaille im Wohnzimmer erinnern die Sportler an das Erfolgserlebnis.

Und nicht zuletzt: Wenn die Marathonis ausgelassen ihre Erfolge in der Zielzone feiern, werden sie von den anderen Sportlern mit Anerkennung wahrgenommen. Das verändert vielleicht

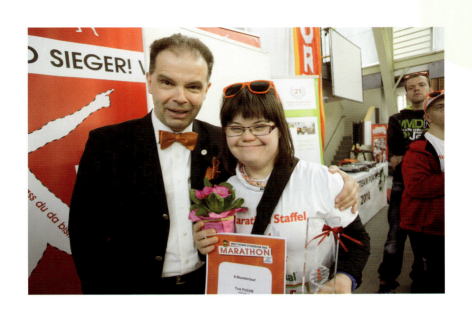

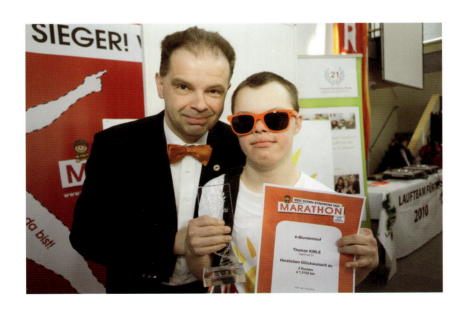

die Einstellung zu »behinderten« Sportlern mehr als manche wohl gemeinte Inklusions-Vorschrift.

Physisch: einige gesundheitliche Aspekte

Jeder läuft sein Tempo

Im Ausdauersport ist es eine Binsenweisheit, dass man nicht »überziehen« darf. Man kann nicht lange über die persönliche Grenze der Dauerbelastbarkeit hinaus gehen. Katastrophale Leistungseinbrüche können die Folge sein. Das ist naheliegend. Aber: Die Marathonis können (oder wollen?) einfach manchmal nicht langsamer laufen! Es gibt oft kein *Zurücknehmen* auf das niedrigere Tempo anderer.
Wird jetzt da ein typisches Vorurteil bestätigt?
Der angeblich Down-Syndrom spezifische »Sturkopf«? Wir wissen es (noch) nicht. Vielleicht ist es auch eine Lektion für uns, das »eigene Ding« konsequenter durchzuziehen.
Auf jeden Fall macht es diese Tatsache nötig, dass wir im Training immer ausreichend Coaches dabei haben. Grundsätzlich streben wir ein 1:1 Verhältnis an.
Damit auch bei sehr unterschiedlicher Leistung ein wirkliches Gruppentraining entsteht, laufen die Schnelleren pendelnd. Sie drehen nach etwa 500 Meter um, laufen zur Gruppe zurück und nehmen so wieder Kontakt auf. Die ganze Gruppe bleibt immer in Sichtkontakt.
Im Wettkampf bringt diese Konstellation einiges an Organisationstalent und notwendiger Kooperation mit den Veranstaltern mit sich. Mit jeder Veranstaltung lernen wir selber ein wenig mehr. Auch beim vorliegenden konsequenten Einhalten der persönlich besten Geschwindigkeit, bleibt ein kompletter Marathon die Ausnahme für die Marathonis. Halbmarathons werden schon deutlich häufiger gelaufen!

Kooperation mit Veranstaltern und Konkurrenz unter den Sportlern

Es ist sehr erfreulichg, dass wir bisher von fast allen Veranstaltern große Unterstützung erfahren haben. Als der München Marathon seinen Zielschluss um 45 Minuten verlängern musste, damit unser Marathonläufer auch noch ins Olympiastadion einlaufen konnte, wurde sogar das ermöglicht. Man kann sich vorstellen, dass dies einiges an Aufwand und Kosten mit sich brachte. Selbst der Moderator wartete und empfing unseren Sportler mit seinen Begleitern euphorisch und so freundlich wie den Gewinner der Veranstaltung. So etwas bleibt natürlich die Ausnahme. Wenn die Veranstalter aber auch noch signalisieren, ein wenig stolz zu sein, dies ermöglichen zu können, dann fließen bei uns schon mal ein paar Freudentränen.

Bezüglich der Zielschlusszeiten haben wir mit den meisten Veranstaltern eine sinnvolle Regelung finden können: Um einigermaßen mit dem Hauptfeld mithalten zu können, steigen wir zum Beispiel erst bei der Hälfte einer Marathonstrecke ein, wenn die schnellen Gruppen durch sind.

Natürlich werden wir trotzdem »von hinten aufgerollt«, wenn die schnelleren Läufer des Hauptfeldes dann an uns vorbei ziehen, aber das stört unsere Sportler zum Glück nicht. Sie werden nicht müde anderen Sportskameraden zuzuwinken und sie anzufeuern.

Echtes Konkurrenzdenken im kompetitiven Vergleich (»Den lasse ich nicht vorbei«) finden wir in unserem Verein selten. Da steht das Erlebnis an sich und die Freude an der Freude im Vordergrund.

»Benefit« für den Alltag?

Wer regelmäßig Sport treibt, der stärkt sein Immunsystem. Das kardiovaskuläre System wird gekräftigt und, so lange man keine gravierenden Ernährungsfehler macht, wird Fettgewebe »verbrannt«. Natürlich bedingt regelmäßiges Training auch sichtbaren Muskelaufbau.

Auch bei Menschen mit Down-Syndrom fallen die Veränderungen auf. Der Syndrom spezifisch schwächere Muskeltonus verbessert sich deutlich. Insbesondere fällt uns natürlich die Veränderung des Laufstiles auf: Der Gang wird aufrechter, kraftvoller und die Bewegungen verraten eine »sportliche« Körperspannung.

Selbstverständlich haben nicht alle Menschen mit Down-Syndrom ein »spannungsarmes« Bewegungsbild! Umgekehrt erlangen jedoch *alle* (die Anzahl der Chromosomenanzahl ist egal), die konsequent Ausdauersport trainieren, physische Verbesserungen.

Nicht ohne meinen Doktor

Medizinische Atteste sind Standard — besondere gesundheitliche Bedürfnisse unterstützen wir gewissenhaft! Wenn sich ein neuer Sportler unserer Gruppe anschließen möchte, so bitten wir in der Regel um ein Attest des Hausarztes, dass aus medizinischer Sicht nichts gegen ein Ausdauertraining spricht.

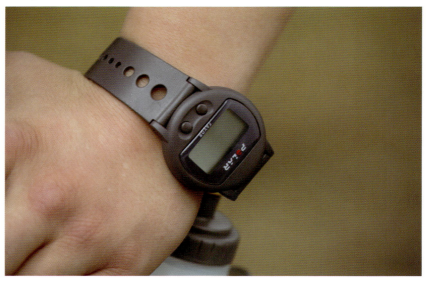

Warum? Ganz einfach: weil das gar nichts Außergewöhnliches ist, sondern der ganz normalen Sorgfaltspflicht eines Vereines entspricht. Nicht jeder Mensch kann uneingeschränkt Ausdauersport betreiben, das gilt für Sportler mit Down-Syndrom genau so.
Und da wir durchaus sportliche Ambitionen wie Wettkampfteilnahmen und regelmäßige Läufe von mindestens 10 Kilometer mit unseren Marathonis haben, ist es unbedingt sinnvoll von vornherein zu wissen, ob wir etwa lange Läufe kürzen müssen oder das Laufen nur innerhalb bestimmter Pulszonen möglich ist.

Was könnte überhaupt im Wege stehen oder das Training einschränken?

Eine angeborene oder erworbene *Herzerkrankung* ist an erster Stelle zu nennen. Da der Ausdauersport das Herz-Kreislaufsystem stärkt, steht eine Herzerkrankung nicht unbedingt im Wege, sondern der Sport könnte sogar in einem solchen Fall vorteilhaft sein. Wichtig dabei ist jedoch Belastungsgrenzen ganz genau zu kennen und diese strikt einzuhalten. Der Kardiologe gibt Pulszonen und Belastungsdauer vor, innerhalb dieser sich der Sportler problemlos bewegen kann. Eine Pulsuhr »mit Pieps« ist dann als Trainingsassistent ein ständiger Begleiter.
Auch Sportler mit *Anfalls-Leiden* — am häufigsten Epilepsie — werden bei uns nicht ausgeschlossen. Wir müssen dann im Detail wissen, welche Faktoren eventuell Anfälle auslösen können und meiden diese konsequent. Allgemein gilt bei hirnorganischen Anfallsleiden sowieso, dass während der Anstrengung eher selten Anfälle ausgelöst werden. Die »Ausschwingphase« *nach* sportlicher Betätigung ist (statistisch gesehen) erheblich »gefährlicher«. Selbstredend berücksichtigen wir das ebenso wie die individuellen Auslöser.

Inkontinenz ist auch nicht das »Aus« für Ausdauersport. Hier helfen entweder die Familien der Betroffenen bei Wettkampfteilnahmen aus oder die Trainer unterstützen die Sportler. Auf jeden Fall achten wir hier darauf, dass stets sanitäre Einrichtungen greifbar sind, um gegebenfalls Einlagen wechseln zu können.

Starke *Sehbehinderungen* können ebenfalls gut begleitet werden. Der Coach achtet im Training und im Wettkampf darauf, dass die Nähe zum Marathoni immer gewahrt bleibt. Bei Geländeläufen oder im ganz großen Gedränge beim Start, reichen wir dann schon mal freundschaftlich die Hand für ein paar Meter.

So finden wir also kaum Beeinträchtigungen, die den Sport *grundsätzlich* unmöglich machen!

Wir unterstützen auch Sportler mit besonderen Bedürfnissen — so lange wir diese kennen, verstehen und uns sicher und wohl dabei fühlen. Wir sind gerne bereit Neues zu lernen, aber gehen keine Risiken ein! Und an dieser Stelle möchte ich betonen, dass eine Trisomie 21 allein kein »besonderes Bedürfnis« darstellt und diese Sportler eigentlich in allen Vereinen mitmachen könnten, wenn dort Sportler bereit wären, sich mal dem Lauftempo anzupassen.

Einsteiger-Trainingsplan für Sportler mit Down-Syndrom

Zu den Besonderheiten bei der Anpassung von Muskeln, Sehnen, Bänder und auch des Stoffwechsels bei Menschen mit Down-Syndrom, die »ambitioniert« trainieren, gibt es leider noch überhaupt keine sportwissenschaftlichen Studien oder Untersuchungen.

Der *Laufclub 21* bewegt sich also wortwörtlich auf unerforschtem Terrain. Angewiesen auf unsere eigenen Erfahrungen, tasten wir uns daher seit 2007 vorsichtig voran. Trotz einer mittlerweile beachtlichen Anzahl von Wettkampfteilnahmen und »richtigem« Training über längere Zeitspannen, haben wir bisher noch nicht eine einzige durch den Sport hervorgerufene Verletzung zu beklagen! Ich denke, wir dürfen das schon so interpretieren, dass wir Trainingskonzept und -intensität in praktischer Hinsicht offenbar erfolgreich angepasst haben.

Es wurde bereits erwähnt, dass ein einheitlicher Trainingsplan sich in einer derart heterogenen Gruppe verbietet. Aber selbstredend gibt es einige Eckpunkte und Rahmenbedingungen, die insbesondere bei den Anfängern aufmerksam berücksichtigt werden:

I. Anpassen an die *Trainingsroutine*
II. *Grundfitness* zu Beginn
III. Koordinationsübungen — *Lauf ABC*
IV. Zuführung von *Flüssigkeit und Nährstoffen*
V. *Dehnen*

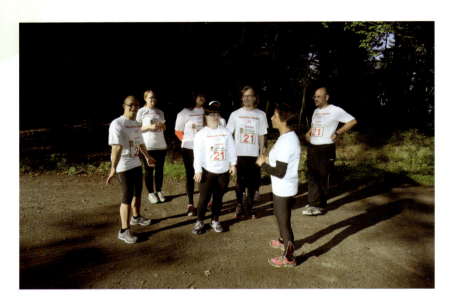

I. Anpassen an die Trainingsroutine

Unter Trainingsroutine verstehen wir den kompletten Ablauf einer Trainingseinheit:
- *Ankommen*
- *Umziehen*
- *Zuhören, was »ansteht«*
- *Starten*

Und nach dem Lauf:
- *Reflexion*
- *Umziehen*
- *Abschied*

In anderen Sportvereinen wird — außer den direkten Anweisungen im Training — über diese Dinge keine Wort verloren. Ein Mensch mit Handicap darf jedoch Hilfe erwarten. Gleichgültig, ob es sich um eine Rollstuhlrampe handelt oder um Unterstützung bei der Rezeption einer solchen Routine und ihrer praktischen Durchführung. Wir betrachten es als inklusiv »unseren« Sportlern ein normales Vereinsumfeld zu

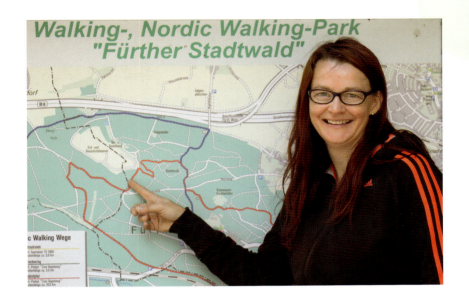

bieten, das aber ausdrücklich die besonderen Bedürfnisse berücksichtigt, die Sportler »dort abholt, wo sie sind« und Möglichkeiten schafft, an vollkommen »normalen« Events teilhaben zu können. Genau so, wie alle anderen auch, die das möchten.

Die für die Sportler des *Laufclub 21* notwendigen Unterstützungsmaßnahmen sind vor allem »mentale Rollstuhlrampen«. Jeden einzelnen Punkt unserer Trainingsroutine besprechen wir ausführlich und in allen Einzelheiten. Wir unterteilen alle Aufgaben in kleine Einzelschritte aus möglichst wenigen Aktionen (manchmal nur eine). Das führt nebenbei auch noch zu motivierenden Erfolgserlebnissen.

Andererseits haben unsere Erfahrungen gezeigt, dass Menschen mit Down-Syndrom oft eine bewundernswerte Gabe haben »den Augenblick zu genießen«. Eine Eigenschaft, die wir uns in hektischen Zeiten immer wieder vor Augen führen und davon profitieren können. Ehrlich gesagt kann diese Gabe aber schon auch einmal den pünktlichen Trainingsbe-

ginn verzögern, wenn sich die Teilnehmer allzu viel Zeit für die Begrüßung nehmen ...
Wir wiederholen die Trainingsregeln immer wieder in unseren Besprechungen oder gehen auf einzelne Sportler ein, wenn er oder sie freundliche Erinnerung benötigt. Auch hier ist vor allem Fingerspitzengefühl gefragt und individuelles Herangehen. Für die meisten ist der Ablauf einer Trainingseinheit nach etwa einem Monat in Fleisch und Blut übergegangen. Aber manche werden auch noch nach Jahren jedes Mal auf's Neue vom Coach durch das gesamte Training geführt. Vielleicht haben *wir* einfach noch nicht die richtige, die passende Methode zur Vermittlung gefunden?

II. Grundfitness zu Beginn

Es verwundert wohl kaum, dass die Anfänger höchst unterschiedliche Startbedingungen mitbringen. Vorhandene Fitness, Körperbau, individuelle, körperliche Besonderheiten. Ein Sport-Angebot das sich — logischerweise, denn vorher gab es das ja noch überhaupt nicht — explizit an Anfänger richtet und nicht um eine bereits vorhandene »Interessengruppe« wirbt, hätte auch ohne Down-Syndrom eine weitaus größere Heterogenität der physischen Möglichkeiten, als man sie gemeinhin in einem Sportverein antrifft, wo sich in der Regel eher Leute mit von vornherein genau diesem Interesse treffen.
Im nicht-inklusiven Laufverein wird man sich selten Gedanken darüber machen müssen, wie ein (zukünftiger) Sportler mit BMI über 28 an das Joggen über die Langdistanz heran geführt werden kann. Der *Laufclub 21* macht sich genau solche Gedanken! Inklusiv ist es erst, wenn niemand von vornherein ausgeschlossen wird und man nach Wegen sucht, wie »es« auch *unter den gegebenen Bedingungen* klappen kann. Bänder und Gelenke eines übergewichtigen Menschen

müssen vorsichtig und sorgfältig beobachtet »hoch trainiert« werden, um Überlastungsverletzungen zu vermeiden. Jemand, der bisher nur gekegelt hat, ist vielleicht in punkto Gleichgewicht und Koordination gut geschult, aber das Herz-/Kreislaufsystem muss an Dauerbelastung angepasst werden. Radfahrer hingegen sind meist längere Anstrengungen schon gewöhnt, haben aber oft »schwache Knöchel«.

Verein, Trainer und Coaches der Sportler sind da gefragt, um individualisierte Lösungen zu entwickeln, die trotzdem das Gemeinschaftserlebnis aufrecht erhalten. Logischerweise ist es schwierig, unter solchen Voraussetzungen einen Trainingsplan anzugeben, der automatisch Punkt für Punkt abgehakt werden könnte. Trotzdem finden sie im Anhang einen Leitfaden, der es dem interessierten Leser ermöglichen soll, ein Gefühl für den Aufbau eines möglichst behutsamen und dennoch anspruchsvollen Trainingsprogramms. Das ist auch für unsere Vereinsarbeit die Basis und hat sich in vielerlei Hinsicht bei uns »im Alltag« schon bewährt.

III. Koordinationsübungen – Integration von zu automatisierenden Bewegungen ins Gehirn

Jede neue Bewegung muss der menschliche Körper erlernen. So auch das Joggen. Sie erinnern sich vielleicht noch an Ihre Führerscheinprüfung und das anschließende Fahren. Bis Sie alle Bewegungsabläufe »automatisiert« hatten (wie Schalten, Gas geben, Kuppeln usw.), dauerte es einige Zeit. So ist es auch für den Körper mit dem Joggen. Das EPMS — *Extrapyramidale motorische System* im Gehirn welches für automatisierte Bewegungen zuständig ist — muss erst mal eine Weile »gefüttert« werden. Wir konnten beobachten, dass dieser Prozess bei den Menschen mit Down-Syndrom etwas länger dauert und mehr Unterstützung benötigt.

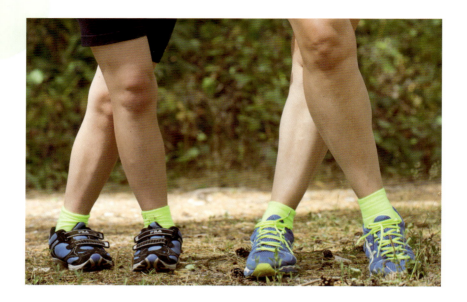

Folgende Übungen können dabei helfen, die Jogging-Bewegungen zu einem fest »programmierten« Bewegungsmuster zu machen:
- Bewusste und etwas überzogene seitliche Pendelbewegungen mit den Armen.
- Bewusste und etwas überzogene seitliche Gegenbewegungen mit Armen und Beinen. Rechter Arm und linkes Bein vor. Linker Arm und rechtes Bein vor. Das ganze sprachlich unterstützen und erst mal ganz langsam. Alle paar Minuten im Training Wiederholungen anbieten.
- Bewusstes Öffnen der Hand beim Laufen und Strecken der Finger, um eine lockere Körperhaltung zu fördern.

> **Trainings-Tipp**
>
> *Die Übungen können wunderbar mit Musik unterstützt werden, um die Bewegungen zu rhytmisieren. Und es lockert das Training auf!*

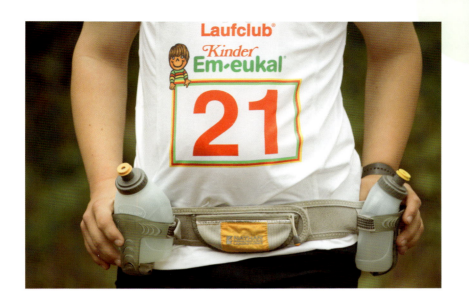

IV. Zuführung von Flüssigkeiten und Nährstoffen beim Training

Ein Wassergurt ist bei uns Pflicht. Sagen sie jetzt: »Das ist doch normal«? Dann beobachten sie einmal die Laufgruppen beim nächsten Spaziergang! Sie werden feststellen, dass nicht einmal 10% der Läufer Getränke im Training mit sich führen. Interessanterweise bekommt man, nach den Gründen gefragt, die Antwort, dass man das nicht nötig habe. Man schaffe das auch »ohne«. Mag sein — aber gesund ist es nicht, soviel steht fest.

Im Verlauf von nur einer Stunde Training verliert ein Jogger rund einen Liter Flüssigkeit! Gar nicht zu reden von den darin gelösten Salzen und Nährstoffen. Diese Flüssigkeit fehlt dem Körper und führt mit der Zeit zu Leistungseinbußen oder sogar zum Leistungsabbruch. Natürlich kann man sich daran gewöhnen im Training wenig zu trinken, aber, wie gesagt, es ist definitiv ungesund.

Bei uns haben sich festgelegte Trinkintervalle — aber ohne Mengenvorgabe — bewährt. *Alle 15 Minuten* fordern wir im Training zu »kollektivem Trinken« auf. Werden wir länger als eine Stunde auf der Strecke sein, beginnen wird *nach 30 Minuten* mit der Zufuhr von »Energienahrung« (Riegel, Gels, Studentenfutter, Bananen …). Und wiederholen das gegebenenfalls jede halbe bis eine Stunde.

Dieses Vorgehen hat sich bewährt und führt uns sicher und gesund auch durch längere Läufe.

V. Dehnen

Unter Dehnen oder auch Streching versteht man im Sport eine Übung bei der die Muskeln gezielt unter Spannung gesetzt werden. Durch regelmäßiges Dehnungs-Training kann man eine allgemein gute Beweglichkeit erreichen.

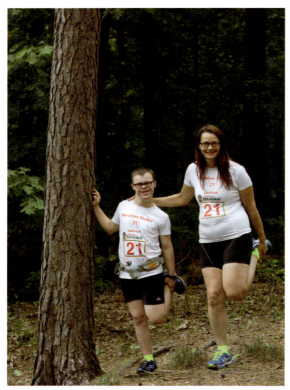

Einige Muskeln wie zum Beispiel die vordere Brustmuskulatur und die vordere, hintere und seitliche Beinmuskulatur neigen zur funktionellen Verkürzung. Diese Verkürzungen sollen durch das Dehnprogramm im Anschluss auf die Übungseinheit behoben werden.

Die Absicht eines Dehnprogramms ist es Verletzungen zu vermeiden, die Regeneration zu verbessern, das Verletzungsrisiko zu vermindern und einen positiven Einfluss auf die Erholung zu bewirken.

Dehnungsübungen sollten mit Bedacht ausgeübt werden und keinesfalls sollte in den Schmerz hinein gedehnt werden. Im *Laufclub 21* achten wir auf eine 100% saubere Ausführung der Dehnübung und korrigieren die Haltung konsequent. Die Sportler bedürfen dabei viele Wiederholungen und eine routinierte Unterstützung durch ihren Coach.

Ein Plus an Chromosomen — ein Plus für die Gesellschaft?

Die Familie mit dem Plus ... an Terminen

In meiner Arbeit in der *Down-Syndrom Beratungsstelle Fürth* erfahre ich in den Gesprächen oft, dass Familien mit einem Kind mit Down-Syndrom unter eine Art »Förderdruck« geraten. Welche Fördermaßnahmen soll ich bloß für mein Kind wählen. Ich möchte nichts verpassen, keine Chance auslassen und *alles* rausholen. Gleich nach der Geburt eines Kindes mit Down-Syndrom greift das Netz der Frühförderung, der familienentlastende Dienst und Selbsthilfegruppen stehen den Betroffen mit Rat und Tat zur Seite.
Und das ist gut so!
Mittlerweile scheint die Gesellschaft von den Kindern mit Down-Syndrom, wenn sie denn schon unbedingt geboren werden müssen, zu erwarten, dass sie sich zumindest *gut* entwickeln.
Der Maßstab dabei: das maximale Ausnutzen der Förderangebote. Fast monatlich kommen neue Therapieformen und »bessere« Förderprogramme ins Blickfeld. Die Vernetzung, die Facebook Gruppen machen's möglich. Überall liest man doch, dass man beim Down-Syndrom »viel« machen kann. Also muss man *viel* machen — und möglichst immer das Neueste beginnen, um die beste Förderung zu erreichen. Dies führt dazu, dass die Kinder bis zu drei- oder viermal in der Woche zur Therapie gebracht werden. Dem Einfallsreichtum ist dabei keine Grenze mehr gesetzt. Delfintherapie, Reittherapie, Lamatherapie, Musiktherapie, Montessorietherapie, natürlich die Klassiker die Logopädie, Ergotherapie und die Physiotherapie und und und ...

Das eigentliche Kindsein und das Familienleben gerät dabei schon mal in den Hintergrund. Spielen? Ja schon, aber mit einkalkulierten Fördergedanken.

Am besten also gleich ein Lernspiel. Der Entwicklungsfortschritt dabei ist fest eingeplant. Nicht die Freude am Spiel führt zum Spielen, sondern ein Förderplan. Wie soll ein Kind Selbstbewusstsein entwickeln, wenn es immer wieder den Eindruck hat, es ist nicht gut genug? Eine Therapie nach der anderen.

Ich möchte noch einmal betonen, dass dies keine Kritik an den einzelnen Maßnahmen ist! Wissenschaft und Forschung sind notwendig und sorgen für stete Verbesserung der Möglichkeiten. Doch weil nicht zwischen angewandtem Standard und »state of the art« der Forschung unterschieden wird, führt dies zu einem verwirrenden Überangebot!

Meist wird die Mutter zur zentralen Organisationsfigur. Verantwortlich für die bestmögliche Entwicklung des Kindes. Dieser Druck lastet aber auf der ganzen Familie. Hier das Gleichgewicht zu finden ist nicht immer einfach und bedarf viel Feingefühl auch von Seiten der Therapeuten. Der Blick fällt dabei zu oft und zu viel auf die Therapiechancen und weniger auf das Kind. Hier auch einmal selbstbewusst auf (noch) eine Maßnahme zu verzichten, ist für die Mütter und Familien nicht leicht und oftmals auch mit Schuldgefühlen behaftet.

Private Blogs, Foren und Seiten von Selbsthilfegruppen im Internet posten im Tagesturnus Beweis-Videos für die Erfolge einer Therapieform. Fragen wie »Du arbeitest wohl immer noch mit dem Lernmaterial XY?« bringen Familien ins Grübeln, ob man wirklich *optimal* fördert. Die Frage »Welcher Mensch wird schon optimal gefördert?« wird dabei viel zu selten gestellt.

Inklusive Gesellschaft – »Mit« statt »Mangel«

Ein Mensch mit Down-Syndrom ist *mit* der Trisomie 21 ausgestattet und es fehlt in diesem Sinne schon mal nichts. Bei dem mittlerweile in der Literatur und Forschung zusammen getragenen Katalog an Einschränkungen, verschließt sich der Blick der Gesellschaft für die Vorteile dieses Extras. Es ist vielleicht an der Zeit das »Mehr« mal zu benennen?

Menschen mit Down-Syndrom haben ein Mehr an Zeitbedürfnis

… oder ihre eigene Geschwindigkeit (nicht nur beim Laufen). Ich möchte an dieser Stelle den Begriff »Entschleunigung« benutzen, der hier wirklich angebracht ist und wovon schlussendlich alle profitieren können. Oder sich anpassen müssen: Denn natürlich haben wir Situationen mit unseren Sportlern in denen unsere Geduld auf die Probe gestellt wird. Anziehen 10 Minuten, Duschen 20 Minuten, zur Toilette gehen 10 Minuten. Das heißt für uns im Sportverein, dass wir bei Wettkampfteilnahmen *mehr* Zeit einplanen.
Die Menschen mit Down-Syndrom beirrt es meist nicht, sie können ihr Leben auch in Momenten äußerer Hektik genießen. Denn es geht ja nicht um *irgendeine* Zeit, es geht um eigene *Lebenszeit*! Mein Sohn hat mich das gelehrt — und ich habe ziemlich lange gebraucht es zu verstehen. Noch heute kann ich mich nicht immer auf diese »Fels in der Brandung« Mentalität einlassen. Ich lerne noch …
Jedenfalls ist das eine Eigenschaft, die dem ständigen Druck nach Wachstum im Wege steht. Eine Eigenschaft, die aber sicher nicht Ursache von Burnout oder chronischer Erschöpfung werden kann.

Menschen mit Down-Syndrom haben und brauchen ein Mehr an Aufmerksamkeit für Ihre Wünsche

Mitunter äußern die Menschen mit Down-Syndrom ihre Bedürfnisse und Wünsche etwas »leiser« als andere. Hier liegt es an uns zuzuhören und nicht zu überhören.
Aber wie kommt es dazu, dass Menschen mit Down-Syndrom Ihre Wünsche oftmals nur »leise« äußern? Nicht alle sind in der aktiven sprachlichen Kompetenz dem »Normalbürger« gewachsen. Die Artikulation fällt den Menschen mit Down-Syndrom schwerer, bei manchen entwickelt sich in Stresssituationen ein Ansatzstottern. Und Stress ist es nun mal, sich durchzusetzen. Und so wird sprachlicher Widerstand schnell mal mit dem vorgeblich Down-Syndrom spezifischen »Dickkopf« abgetan, ohne inne zu halten und die Situation kritisch zu überprüfen. Verständlich ist es dann irgendwie schon, dass Kinder mit Down-Syndrom in der Folge zu einem »Sitzstreik« übergehen, wenn ihre Bedürfnisse ignoriert werden, die bloß nicht wahrgenommen wurden, weil sie »ungenügend« artikuliert waren.

Menschen mit Down-Syndrom haben ein Mehr an Ruhebedürfnis

Wir konnten im Laufe der Jahre beobachten, dass Menschen mit Down-Syndrom eine niedrige Stresstoleranz haben und dass sie sich an reizüberflutete Situationen nur langsamer anpassen. Besonders ausgeprägt ist dies im Kleinkind und Schulkindalter, die grundsätzliche Veranlagung wirkt sich jedoch im Erwachsenenalter immer noch aus. Was nun ein reizüberflutete Situation darstellt und wo die Grenzen sind, ist sehr individuell. Familienfeiern wie Weihnachten oder Geburtstage können schon ausreichen, um Kinder zu überfordern. Gar nicht zu sprechen von Kindergartenfeiern oder Öffentlichen Veranstaltungen. Und so haben wir im *Laufclub 21* den allerersten Wettkampf erst mal auf unserem Waldtrainingsplatz simuliert. Wir haben einen Musikrekorder mitgenommen, Werbebanner aufgestellt und eine Ziel- und Versorgungszone aufgebaut und die Marathonis mit Startnummern ausgestattet. Wir hatten viele Freunde als Zuschauer eingeladen und es gab eine Moderation. Und so konnten wir bei dieser Gelegenheit gute Erfahrungen sammeln, wie im Wettkampf Stress minimiert werden kann. Wir beschlossen damals, dass die Marathonis im Wettkampf anfangs von einem Coach begleitet werden sollten, dass wir uns im hinteren Bereich des Starterfeldes aufhalten und dass wir im Vorfeld den Marathonis den Ablauf ganz genau vorstellen und erklären würden.

Diese Gegebenheiten erfordern ein *Plus* an Verständnis und Zeit von den Familien und gleichermaßen verursacht es manchmal einen Mehraufwand an Betreuung. Und so ist es auch im Sport. Aber keine Sorge, es wird alles zur Routine früher oder später. Und die erfahrenen Marathonis nehmen sich oft ganz selbstverständlich der Neuen an.

Menschen mit Down-Syndrom haben und brauchen ein Mehr an Einfühlungsvermögen

»Wir«, die es ja nur gut meinen und weil wir mit unserer Norm und unseren Erwartungen messen. Wir sind hier aufgefordert uns einzufühlen und kritisch zu prüfen ob wir auch wirklich verstanden haben, wo die individuellen Wünsche der Menschen mit Down-Syndrom liegen. Übrigens ist dies auch so bei der Berufswahl. Wir erfahren in der Beratungsstelle in Fürth immer wieder, dass die Berufswünsche der Marathonis von den Erwartungen und Hoffnungen der Eltern abweichen. In manchen Fällen kann ein »behüteter« Arbeitsplatz segensreicher sein als eine konsequent betriebene Inklusionsabsicht. Ein Schuh passt nicht für alle.

Menschen mit Down-Syndrom haben auch selbst ein Mehr an Einfühlungsvermögen. Unsere Sportler achten sehr auf die Bedürfnisse der anderen. Sie sind jederzeit bereit einem Schwächeren zu helfen, wenn es jemanden nicht gut geht. Wenn einer im Training Motivation benötigt, sind es meist die Marathonis, die ihn als erstes aufmuntern. Wenn es darum geht, das Getränk zu teilen, dann rufen gleichzeitig alle: »Ich gerne!«

Menschen mit Down-Syndrom haben ein Mehr an Zielfokussierung

… für Ihre persönlichen Interessen. Einige nennen es Starrsinn oder Dickköpfigkeit. Eigenschaften, die man gemeinhin Kleinkindern zuordnet. Mit der allgemeinen Übertragung auf Menschen mit Down-Syndrom findet daher auch eine reichlich unfaire Verkindlichung statt (*»bleiben auf dem Stand eines Kleinkindes«*), was natürlich Unsinn ist. Wie anders klingt der oben genannte Begriff vom *»Mehr an Zielfokussierung«*.

Dennoch ist es nicht immer leicht, in Alltag und beim Sport gemeinsam an einem Strang zu ziehen. Es erlaubt, wie erläutert, aber auch den Blick auf Menschen mit festem Willen und einer oft unglaublichen Zielorientierung. Ist es »dickköpfig«, wenn sich ein Mensch mit Down-Syndrom schwerlich dauerhaft umstimmen lässt, wenn er andere Interessen hat? Schon komisch, wie ein Chromosom mehr aus einem *bewundernswert konsequent seine Ziele verfolgenden Menschen mit starkem Willen und Durchsetzungskraft*, einen *starrsinnigen Kindskopf* macht.

Menschen mit Down-Syndrom haben ein Mehr an der Fähigkeit das Schöne zu sehen

Oder: der Blick für die Schönheiten der Natur. Wenn wir im Wald trainieren und uns unterhalten, sind es für gewöhnlich die Marathonis, die öfters mal den Blick schweifen lassen und etwas entdecken. Oder die, wenn wir sie auf etwas Schönes aufmerksam machen, innehalten und die Sache nicht mit einem knappen »Oh ja« abtun und verbissen weiter laufen. Ein hohes Maß an Empathie zeichnet unsere Sportler aus. Gefühle mitfühlen und einfühlen: Ein Mangel? Ich weiß ja nicht ...

(Anm.: Natürlich sprechen wir hier sozusagen »statistisch«! Eine Verallgemeinerung verbietet sich für das einzelne Individuum genau so, wie in jeder beliebig anderen Gruppe von Menschen. Aber wir können natürlich unsere eigenen Erfahrungen mit dem Laufclub 21 mit unseren eigenen Erfahrungen in anderen Sportvereinen fundiert in Relation setzen.)

Was bedeutet Inklusion?

Wir wollen hier nicht neue Vorurteile aufstellen oder bestehende nähren. Wir berichten von unseren Erfahrungen und Erlebnissen. Subjektive Empfindungen und Erfahrungen sind kaum zu verallgemeinern. Wir können nicht für *die Gesellschaft* sprechen, aber wir können aufgrund der Erfahrungen Denkansätze anbieten.

Unser Erlebnisse im Sportverein zeigen, dass Menschen mit Down-Syndrom keine Bevölkerungsgruppe sind, bei der wir unseren Fokus lediglich auf Unterstützung und Förderung richten dürfen. Im *Laufclub 21* versuchen wir die Dinge etwas anders anzugehen. Wir führen *nicht* an ein von uns oder Veranstaltern und Verbänden definiertes Ziel heran. Wir erleben von Grund auf *gemeinsam* etwas. Nicht die Sportler werden angepasst, sondern die Ziele. Inklusion ist »wir zusammen«, nicht »wir versuchen Leute, die eine Einschränkung haben an das statistische Normlevel heran zu führen — und sehen uns durch das zwangsläufige Scheitern in

> **Inklusion**
>
> Für unser Verständnis besteht Inklusion nicht darin, möglichst vielen das Erreichen von »normal definierten« Zielen zu ermöglichen, sondern »ganz normal« gemeinsame Ziele anzusteuern.

unserem Vorurteil bestätigt«, sondern **wir** unternehmen etwas, **wir** erleben etwas zusammen, **wir** bewältigen gemeinsam eine Aufgabe. Der Clou an der Sache ist: ganz objektiv betrachtet kommen wir mit diesem Ansatz in Bezug auf die messbare Leistungsfähigkeit weiter, als so manches ausgefeilte Motorik-Förderprogramm, das nur von speziell geschultem Fachpersonal geleistet werden kann.

Inklusion bedeutet eben nicht alle »Nischen« aufzulösen

Inklusion! Ein großes und viel bemühtes Wort heutzutage. Eine UN-Konvention verpflichtet die Unterzeichnerstaaten zur Inklusion von Menschen mit Behinderung. Es ist das Recht auf Teilhabe am gesellschaftlichen Leben. Und doch bleibt der Begriff in seiner praktischen Durchführung seltsam vage und unscharf. Was »inkludiert« einen Menschen am besten? Fördermaßnahmen zur Bewältigung des Alltags oder das Vermitteln der grundlegenden Kulturtechniken wie Lesen und Schreiben? Müssen alle »Sonderräume« abgeschafft werden? Die zentrale Frage lautet: Ist es Inklusion wenn einer »halt mitmachen« darf? Und die Antwort ist eindeutig: Nein.

So schön es sein mag, wenn Kinder mit Down-Syndrom an Regelschulen »integriert« werden, *so lange am Ende der Schullaufbahn kein qualifizierender Abschluss steht, der eindeutig im Bildungssystem integriert ist*, bleibt das Makulatur!

So erstrebenswert es für den einzelnen sein mag, ist es in dieser Form doch nur eine Translokation des Sonderraums aus einem eigenen Gebäude in ein Regelschulhaus.
Ganz ähnlich ist es in der Arbeitswelt. Es werden in aller Regel mit viel Geld Sonderräume geschaffen, statt die Rahmenbedingungen zu ändern, statt durchaus vorhandene Nischen auszunutzen. Nicht den Mangel suchen, sondern die Fähigkeiten! Das wäre Inklusion, wie sie gemeint ist.
Wenn wir daher von einem *Plus* sprechen, dann auch in dieser Hinsicht. Wir haben mit dem *Laufclub 21* bewusst einen speziellen Verein geschaffen. Doch gleichzeitig sind wir allein schon durch unsere Präsenz bei »normalen« Veranstaltungen »normaler« Bestandteil der Langstrecken-Läufer-Szene. Das wäre mit Einzelintegration im »normalen« Sportverein nur für absolute Ausnahmen möglich.
Wie immer im Leben, mit 46 oder 47 Chromosomen, muss stets individuell abgewogen werden. Der *Laufclub 21* bietet die Teilhabe an normalem Vereinsleben bis hin zu Wettkampfteilnahmen. Mit Gleichgesinnten trainiert man auch im Feuerwehr-Sportverein. So sehen wir den Verein nur deswegen nicht als »Sonderraum«. Im Gegenteil erlaubt hier gerade das Spezielle die wirkliche Teilhabe. Ganz anders etwa als die »Sonderschule«, die faktisch außerhalb des Bildungssystems steht, ist der *Laufclub 21* … nun, eben einfach ein Laufclub.

> *Der Laufclub 21 ist ein Schritt, aber keine endgültige Lösung. Wir hoffen, dass ein solcher Verein in einigen Jahren nicht mehr nötig sein wird, weil in jedem Sportverein entsprechende Strukturen geschaffen sein werden.*
> *Das wäre wundervoll.*
>
> Anita und Thomas Kinle

Schwimmgruppe

Schwimmtrainerin Marliese Lifka berichtet:
Die Schwimmgruppe des *Laufclub 21* wurde im April 2013 ins Leben gerufen. Wir fingen damals mit vier erwachsenen Teilnehmern an. Heute sind wir sieben bis acht leidenschaftliche Schwimmerinnen und Schwimmer, die Jüngste ist derzeit 13 Jahre alt.
Wir trainieren einmal in der Woche. Das Schwimmtraining vermittelt eine schwimmerische Grundausbildung in allen Lagen, baut die Kondition aus und bereitet auf das Reglement von Wettkämpfen vor. Wir lernen Starts und Wenden und lassen auch Elemente aus dem Rettungsschwimmen einfließen. Motivierende Trainingsgeräte, wie Flossen und Pullkicks sowie vielseitige Bewegungsaufgaben lassen keine Zeit zum »Kacheln zählen«.
Zwei- bis dreimal im Jahr nehmen wir an regionalen Wettkämpfen teil. Diese werden im Rahmen von *Special Olympics* oder den regionalen Sportvereinen für Behinderte orga-

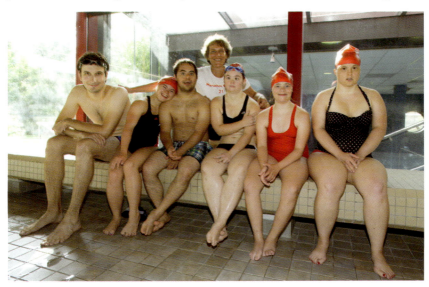

nisiert. Im Sommer 2015 haben drei unserer Schwimmerinnen am Freiwasserprojekt des *Laufclub 21* teilgenommen und sind eine Strecke durch den Rothsee geschwommen.

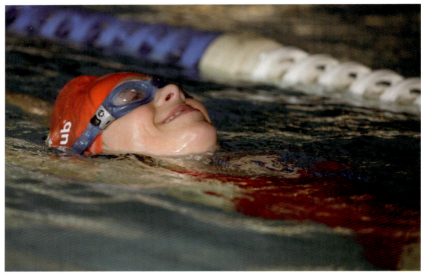

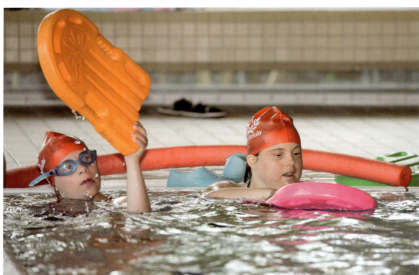

Rückenschwimmen ist eine gute Übung zur Verbesserung der Wasserlage. Beinarbeit wird mit dem Brett geübt.

Der Marathon zum Welt-Down-Syndrom-Tag

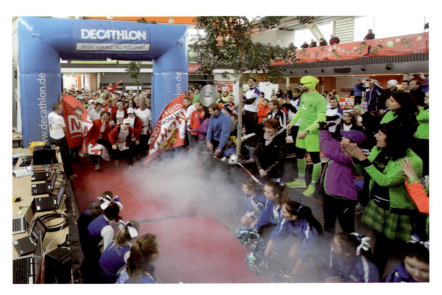

Die Idee entstand 2010. Rund um den *Welt-Down-Syndrom-Tag*, den 21.03. eines jeden Jahres, wollten wir vom *Laufclub 21* einen längeren Lauf machen.

Das Motto: Ein Lauf aus Freude, weil es unsere Kinder — die Menschen mit Down-Syndrom — gibt. Und da wir nicht alleine feiern wollten, planten wir — eine richtige Sportveranstaltung. Mit Start und Ziel, mit Verpflegung, Streckenmusik, DJ, Zeitmessung und Siegerehrungen.

Ein Sponsor wurde gesucht, Flyer gedruckt, Plakate aufgehängt und die Netzwerke glühten. Um den ganzen auch einen professionellen Anspruch zu geben, ließen wir die Strecke amtlich vermessen. Das bedeutet, dass ein bunt gemischtes Publikum angezogen wird. Freunde, die uns kennen und mögen. Leute die einfach Lust haben, an diesem

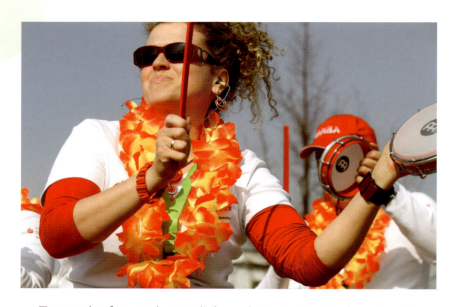

Tag zu laufen und sportlich ambitionierte Läufer, die etwas erreichen wollten. Unser Hintergedanke dabei, dass so eine Veranstaltung auch die Presse interessieren könnte. Eine gute Gelegenheit unsere Botschaft kundzutun. Zumal mittlerweile jährlich rund 1.000 Läufer und 500 Gäste an der Veranstaltung teilnehmen.

Was ist eigentlich unsere Botschaft? In einem Satz läßt es sich schon lange nicht mehr sagen. Auch wenn wir es 2007 einmal ganz plaktiv formuliert haben. »*Ich kann laufen so wie Du und ich laufe auf Dich zu*«. Zunächst ist es uns wichtig, den Welt-Down-Syndrom-Tag nicht nur zu begehen oder an ihm über das Down-Syndrom zu informieren. Wir fassen diesen Tag als Feier- und Freudentag auf. Dann ist es uns wichtig nicht alleine zu feiern, sondern es soll ein riesiges Fest mit vielen Menschen werden. Wir möchten Brücken bauen und es soll viele Begegnungen geben. Die sind bei einem Lauf üblicherweise nur beim Start und im Ziel möglich, ansonsten sind die Läufer ja unterwegs.

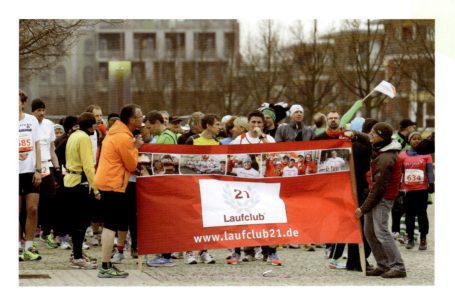

Da wir gerade diese Begegnung fördern möchten, haben wir uns für einen Rundkurs entschieden. Der Marathon zum *Welt-Down-Syndrom-Tag* findet deswegen auf dem Rundweg des Südstadtparks in Fürth statt. 1,3 Kilometer ist eine Runde lang. Mittlerweile ist viel los auf der Strecke. Durch diese besondere Konstellation ergeben sich viele Kontakte. Man überholt jemanden oder wird überholt, der eine oder andere macht ein Pläuschchen am Streckenrand. Ungewöhnlich? Na ja, der Lauf geht über sechs Stunden und das halten nicht alle die volle Zeit durch. Dann hat man auch die Möglichkeit sich an der Versorgungstelle zu treffen. Da gibt es ein reichhaltiges Angebot an Speisen und Getränken und man pausiert da gerne. Die Laufstrecke führt in jeder Runde direkt durch die Eventhalle in der nicht nur Moderation und Musik, sondern auch noch über 400 Sitzplätze für Läufer und Gäste sind. Eine Kinderbetreuung und Massageecke runden das Angebot dieser Veranstaltung ab.

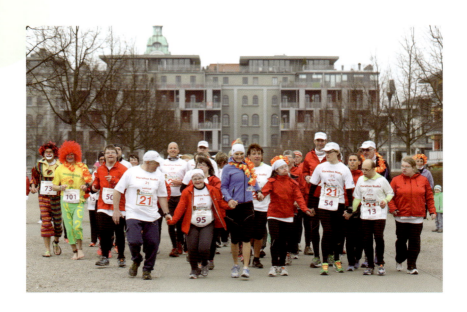

Während Sportler, die zum erstenmal an diesem Lauf teilnehmen, hinsichtlich der vielen Runden die zu absolvieren sind, eher skeptisch sind, bestätigen Wiederholungsläufer, dass dies gerade der Reiz ist. In jeder Runde geht es über einen 100 Meter langen roten Teppich an Moderation und vielen Bands vorbei. Und immer wieder trifft man neue Bekannte, die einen gerade überholen oder die man selbst überholt. Eine Laufveranstaltung bei der ganz bewußt Begegnungsmöglichkeiten geplant wurden. Der *Laufclub 21* veranstaltet diesen reinen Charitylauf und schlägt damit eine sportliche Brücke der Integration. Gleichzeitig werden Berührungsängste und Unsicherheiten in der Begegnung mit Menschen mit Behinderungen auf ungezwungene Art und Weise abgebaut.

Jedes Jahr erhält der Marathon zum *Welt-Down-Syndrom-Tag* von uns ein neues Motto. Das soll zugleich eine akutelle Botschaft des *Laufclub 21* darstellen.

Motto 2011 »21« — *Der Laufclub 21 rückt die Zahl als als seine ganz persönliche Glückszahl ins Rampenlicht.*

Motto 2012 »Oh Happy Day« — *Der Laufclub 21 definiert den Marathon zum Welt-Down-Syndrom-Tag und damit die Geburt eines Menschen mit Down-Syndrom als Glückstag.*

Motto 2013 »All you need is LOVE« — *Diese Motto bedarf keiner Erläuterung und ist dasjenige, welches bis heute noch am stärksten nachschwingt.*

Motto 2014 »Will you be there« — *Der Laufclub 21 möchte auf die Pränataldiagnosen und die verheerenden Folgen für die Gesellschaft aufmerksam machen. Die Technik, die dahinter steckt wird es bald erlauben, den Mensch nach Willen und Bedarf zu züchten.*

Motto 2015 »If you believe« — *Der Laufclub 21 möchte auf die Potentiale der Menschen mit Down-Syndrom aufmerksam machen. Das PLUS für die Gesellschaft, an welches wir fest glauben.*

Motto 2016 You are my sunshine« — *Der Laufclub 21 will damit zum Ausdruck bringen, dass alle Kinder und eben auch Kinder mit Behinderungen, Sonnenschein in unser Leben bringen.*

Der Marathon zum *Welt-Down-Syndrom-Tag* findet jedes Jahr um den 21.3. statt. Das ist seit 2005 weltweit der Tag des Down-Syndroms.

Der Überschuß fließt zu 100 % in die *Thomas Benjamin Kinle Beratungsstelle* und in die Sportförderung des *Laufclub 21*.

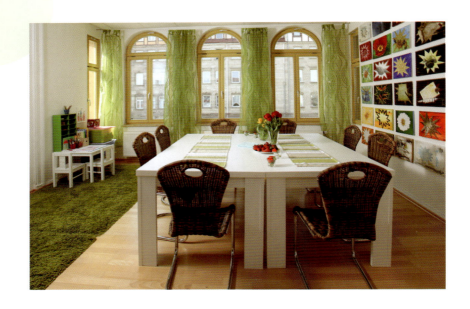

Heilpraxis — Down-Syndrom Beratungsstelle

Seit 2014 habe ich mich in Fürth mit einer Naturheilpraxis für Sportheilkunde und Akupunktur niedergelassen. Zu meinen Patienten gehören auch Familien mit Kindern mit Down-Syndrom. Außer in meiner Privatpraxis arbeite ich auch noch in Raumunion für und in der *Thomas Benjamin Kinle Beratungsstelle (TBKB)* in Fürth, die seit 2010 geöffnet ist.

In der Down-Syndrom Beratungsstelle liegt der Schwerpunkt auf der naturheilkundlichen Begleitung von Familien. Die Hilfe dort ist also durchaus mittelfristig bis langfristig angelegt. Unser Ansatz dort ist es, Eltern zu stärken und ihnen zu vermitteln, wie sie das Leben mit einem betroffenen Kind bewältigen können. Mich kann man dort quasi jeden Tag besuchen. Bei Bedarf halten wir eine konsiliarische Sprechstunde ab. Dann sind ein Arzt, eine Logopädin, eine

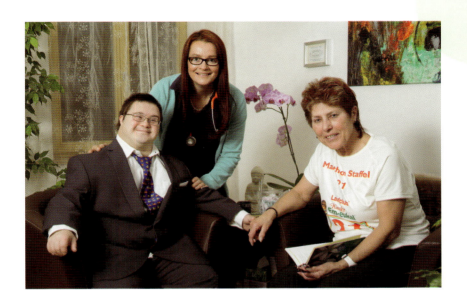

Kinderkrankenschwester und einen Physiotherapeutin mit Osteopathie Ausbildung vor Ort. Denn Hilfe soll nicht an Grenzen von Fachkompetenzen enden. Im Anschluss an die Besuche stimmen wir dann ab, wer oder wie wir am besten weiterhelfen können.

Wir helfen bei der Diagnosebewältigung, in Krisen- oder Überlastungssituationen. Wir begleiten Menschen bis es ihnen wieder besser geht. Wir helfen auch dann, wenn sich die verletzte und belastete Seele über chronische körperliche Beschwerden an die Oberfläche meldet. Die Beratungen und Behandlungen im Rahmen der *TBKB* erfolgen grundsätzlich kostenlos. Im Flur hängt ein Spendenbriefkasten, in dem die Besucher eine freiwillige Spende im Rahmen ihrer persönlichen Möglichkeiten legen können. Denn wir möchten auch gerade den Familien helfen, die sich sonst keine naturheilkundliche Begleitung leisten könnten. Hauptsächlich erfolgt die Finanzierung der Beratungsstelle durch die

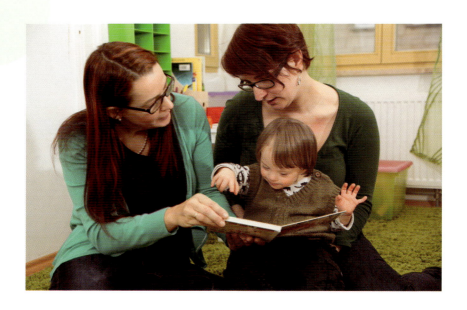

Einnahmen des jährlichen Marathon zum Welt-Down-Syndrom-Tag, den der *Laufclub 21* seit 2010 veranstaltet. Mehr erfahren können Sie unter
www.down-syndrom-beratungsstelle.de

Chinesische Medizin

Die Methoden der Chinesischen Medizin sind gut geeignet für Menschen mit Down-Syndrom
In meiner Naturheilpraxis und in der Beratungstelle arbeite ich mit Methoden der chinesischen Medizin: Akupunktur, Schröpfen und auch Akupressur. Ergänzend setze ich Bachblüten, Kräuterheilkunde und Ernährungslehre ein. Die Patienten dort behandle ich ganzheitlich und in erster Linie konstitutionell. Wenn Kopfschmerzen das Ergebnis von Verspannungen sind, wird eine Tablette nur vorübergehend nützlich sein. Und wenn die Verspannungen Folge von chronischen Überlastungen sind, dann ist es nötig auch diesen Ursachen

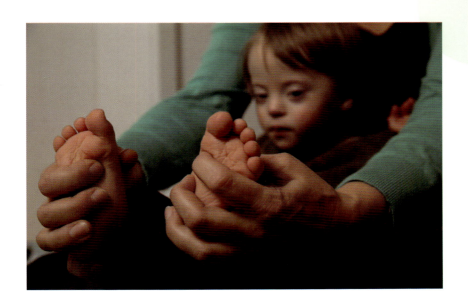

auf den Grund zu gehen. Dies verstehe ich unter konstitutioneller Behandlung und ganzheitlicher Betrachtung. Das Prinzip dabei ist ein Einvernehmen und Ergänzen mit der Schulmedizin. Einige der Patienten mit Down-Syndrom haben langwierige intensivmedizinische Behandlungen hinter sich, gerade in solchen Situationen ist es wichtig, dass sich Therapien ergänzen und nicht gegenseitig ausheben.

Das Besonders an der Chinesischen Medizin: Die Patienten mit Down-Syndrom sind hier im System integriert und erfahren die gleiche Behandlung für Ihre Beschwerden wie andere Patienten. Fundamentierte Behandlungsstrategien und Erfahrungen mit der Behandlung von diesen Menschen sind dokumentiert, in Fachlektüren abrufbar und können erfolgreich umgesetzt werden. Ansonsten es ist in der Chinesischen Medizin massgeblich festzulegen, welches Organsystem die Disharmonie die Krankheit bzw. Belastung verursacht. Welche psychischen Faktoren einzubeziehen sind und wie die Ernährung Einfluss auf das Krankheitsbild genommen hat.

Wie reagieren Patienten mit Down-Syndrom auf Akupunktur oder etwa auf Schröpfen ?

Unterschiedlich aber kaum abweichend zu Patienten ohne Down-Syndrom. Die Tagesform kann allerdings schon mal dazu führen, dass keine Akupunktur durchführbar ist. In solchen Fällen weichen wir auf Akupressur aus. Also Stimmulierung der Akupunkturpunkte ohne Nadeln.

Die ersten Sitzungen bedürfen Geduld und Einfühlungsvermögen. Die Unterschiede liegen dabei auch im Alter der Patienten insb. der Kinder. Aber auch hier konnten wir keine gravierenden Unterschiede zu Kindern ohne Down-Syndrom feststellen. Die Einstellung der Eltern und deren Selbstverständnis spielt übrigens eine große Rolle.

Babys in den ersten Monaten können sehr gut mit Akupunktur behandelt werden. Insbesondere in den ersten Monaten, in denen noch wenig motorische Aktivität entsteht. Danach wird es schwierig, bis die Kinder vier oder fünf Jahre sind. In dieser Zeit weichen wir dann ggf. auf Akupressur aus. Bei älteren Kindern, Teenagern oder jungen Erwachsenen kann wieder direkt mit Nadeln gearbeitet werden.

Aus meiner Praxis und aus Berichten von Kinderärzten kann festgehalten werden, dass Menschen mit Down-Syndrom der TCM genau so wie profitieren, wie anderen Patienten. Es sind sogar extra für Kinder entwickelte Kräutermischungen nach Chinesischen Rezepten erhältlich.

2014 erhielt ich den Förderpreis für TCM des *Franz Thews Verlages* für die Bemühungen die Chinesische Medizin bei Menschen mit Down-Syndrom anzuwenden.

Vereinsstatistiken

Die Erfolgsstory:

2007:
Wir starten mit 16 Marathonis und 8 Coaches

2015:
- 45 Marathonis;
- 35 Coaches;
- rund 120 Unterstützer (das sind Freunde und Bekannte, die bundesweit bei Sportveranstaltungen gemeinsam mit dem Laufclub 21 an den Start gehen)

Erfolge (Wirklich statistisch erfasst haben wir die Erfolge der Marathonis bisher nicht. Aber wir können dokumentieren, dass Menschen mit Down-Syndrom in folgenden Disziplinen nachhaltig erfolgreich sind):
- Ultraläufer (Laufstrecken über 50 km);
- Marathonläufer (42,195 km)
- Halbmarathon-Finisher (21,1 km)
- Volksläufe mit 5 oder 10 Kilometer
- Triathlon (Sprintdistanz)
- Besteigung der Zugspitze
- Freiwasserschwimmen zwischen 300 und 1.500 Meter)

Links

www.kinleanita.de
Der Sportverein Laufen und Schwimmen

www.welt-down-syndrom-tag-marathon.de
Veranstaltung des *Laufclub 21* seit 2010 zum Welt Down Syndrom Tag

www.down-syndrom-beratungsstelle.de
Thomas Benjamin Kinle Beratungsstelle in Fürth

www.fuerther-stiftung-down-syndrom.de
Stiftung zum Unterhalt der Beratungsstelle

www.naturheilpraxis-anita-kinle.de
Heilpraxis Anita Kinle

www.gus-verlag.de
www.edition21.de
Verlag der Edition 21 — Thema Down-Syndrom

www.facebook.com/edition21
Facebook Seite der Edition 21

Der Laufclub 21 und seine Menschen

Erst Menschen erfüllen den Sport mit Leben. Im *Laufclub 21* ist das nicht anders. Und so wollten wir auch einige unserer Sportler – Marathonis mit ihren Coaches – vorstellen. Entstanden ist eine Wanderausstellung, die vom Laufclub 21 auch ausgeliehen werden kann.
Fotografien von Norbert Wilhelmi.

Die Ausstellung zum Buch »In Bewegung bringen«

Der Nürnberger Fotograf Norbert Wilhelmi verbrachte jeweils einen Tag mit den Sportlern, liebevoll *Marathonis* genannt. Er fotografierte sie beim Lernen in der Schule oder bei der Arbeit, in ihren privaten Zimmern, beim Sport und porträtierte sie vor einem neutralen Hintergrund. Nur so steht der Mensch *wirklich* im Vordergrund:

»Wir, die Marathonis und ich, haben bei unserer gemeinsamen Arbeit auf alles Drum-Herum verzichtet. Die Modelle durften sich sehr frei vor der Kamera bewegen. Ich war nur der Beobachter und Motivator, der im richtigen Augenblick den Auslöser drückte.

Entstanden ist eine sehr liebevolle und warme Reportage, die uns ganz besondere Menschen näher bringt und in ihren Alltag schauen lässt.«

Franziska Lifka

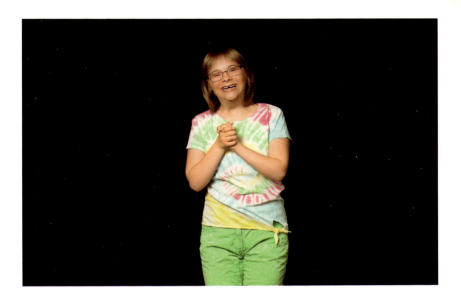

Geboren 2002, lebt in Eckental im Landkreis Erlangen-Höchstadt. Sie besucht die Montessorischule und ist eine beliebte Schülerin in ihrer Lerngemeinschaft. Franziska »Franzi« lernt gerne. Ihre Lieblingsfächer sind Englisch und das Tastenschreiben auf dem PC. In die Arbeitswelt schnuppert sie auch schon mit Praktika, z.B. in ihrem früheren Kindergarten oder der Gemeindebücherei. Franziska hat zwei erwachsene Schwestern, die schon auf eigenen Beinen stehen. Eine wichtige Spielkameradin ist ihre Puppe Lena. Darüber hinaus spielt sie gerne *Mau-Mau* und lernt gerade *Backgammon* mit ihrem Papa. Irgendwie hat sie das Spielerglück für sich gepachtet – man muss hart im nehmen sein, wenn man mit Franzi spielt.

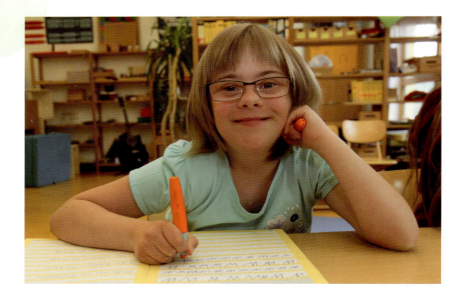

Ihre Freizeit verbringt Franzi gerne sportlich. Mit sieben Jahren lernte Franziska das Schwimmen integrativ in einer Schwimmschule. Mit viel Fleiß erarbeitete sie sich alle Schwimmabzeichen vom *Seepferdchen* bis zum *Silberen Jugendschwimmabzeichen*.
Seit einem Jahr hat sie zwei feste Sporttermine in der Woche:
Sie ist Mitglied bei der Wasserwacht und trainiert schon kleine Rettungstechniken und sie ist das jüngste Mitglied in der Schwimmgruppe des *Laufclub 21*. Diese Gruppe ist ihr besonders wichtig und erfüllt sie mit Stolz. Ihre Mama ist die Trainerin und es klappt mit Mutter – Tochter richtig gut.

»Es begeistert mich jedesmal, wenn ich sehe, mit welcher Selbstverständlichkeit Franziska die Schwimmhalle betritt. Sie organisiert sich in Umkleiden und Duschen selbst, so wie die anderen auch.«

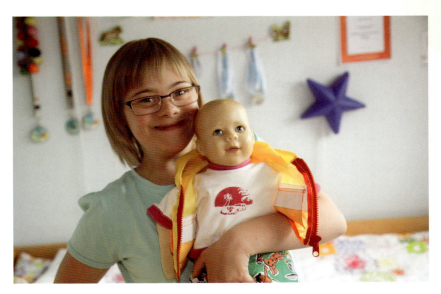

Franziska beschreibt ihre Schwimmgruppe so:
»Am liebsten mag ich die Wettkämpfe. Ich strenge mich an und schwimme sportlich und ich freue mich, wenn ich und die anderen Medaillen gewinnen. Dann jubeln wir und klatschen bei der Siegerehrung.«

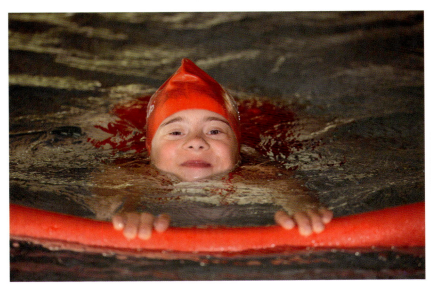

Franzi

Die Schwimmgruppe, bereits vorgestellt auf Seite 73ff, gibt es im *Laufclub 21* seit Mitte 2013. Sie hat derzeit sieben Mitglieder.
»Wir trainieren einmal wöchentlich eine Stunde im Nürnberger Nordost-Bad. Zeitgleich trainieren dort auch Nürnberger Schwimmvereine – eine schöne Art, sich zu begegnen.«

Gabriele Meier

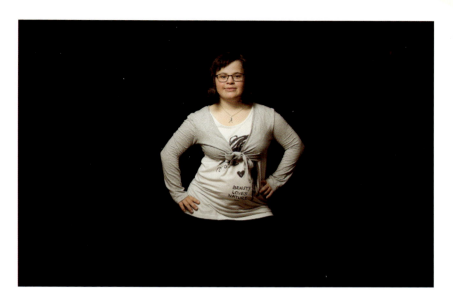

Gabriele »Ele« Meier ist seit 2008 im *Laufclub 21*. Seit 2010 trainiert sie zweimal in der Woche abwechselnd mit Coach Gerti und Coach Michael.

»Im Training steht nicht nur die eigentliche Laufherausforderung im Mittelpunkt, sondern alle Arten des Koordinationstrainings kommen zum Einsatz.

Lauf ABC mit wechselnden Übungen, Ballspiele wie das Fangen und Kicken von Bällen gehören auch zu unserem abwechslungsreichen Trainingsplan.

Wenn im Sommer die Temperaturen 30 Grad und mehr erreichen, ersetzen wir das Lauftraining durch Schwimmen oder Rad fahren.

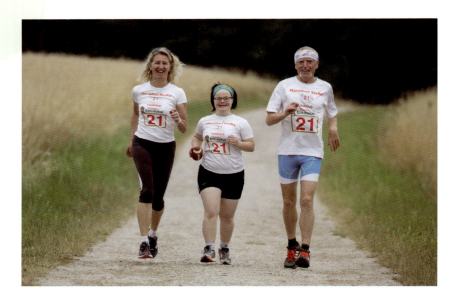

Ansonsten wird das ganze Jahr über gelaufen bis zu Temperaturen von -10° Celsius. Wettkämpfe besuchen wir circa drei- bis viermal im Jahr. Und da muss es hin und wieder auch mal ein Halbmarathon sein.

Auch wenn wir einen gewissen Leistungsanspruch haben – wir machen Ausdauer-, Tempo-, und auch Krafttraining am Berg – kommt der Spaß bei uns nicht zu kurz. Das schließt gelegentliches Motorradfahren und Kellerbesuche (Biergarten) mit ein.

So könnte man fast vergessen, dass Laufen ja anstrendend sein soll.«

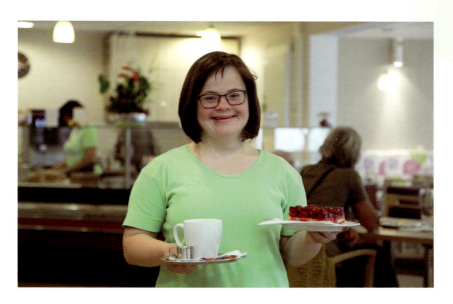

»Ele« arbeitet seit Abschluss der Schule als Pflegehelferin im Altenheim. Sie unterstützt die Bewohner zum Beispiel bei den Mahlzeiten.

Helen Ash

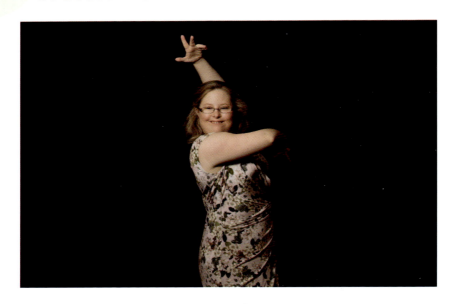

Coach Birgit Käufer erzählt:
»Helen habe ich vor vier Jahren, also 2011, kennengelernt. Sie hatte sich zu einem Walking-Kurs bei mir angemeldet. Ich konnte sie überzeugen, mit dem Laufen weiter zu machen und mit dem Laufclub 21 am München Marathon teilzunehmen.
Seitdem ist sie vom »Laufvirus« befallen. Wir trainieren einmal wöchentlich und egal bei welchem Wetter. Helen ist gut drauf und verbreitet gute Stimmung. Jedes Jahr nehmen wir an ca. fünf bis sechs Laufveranstaltungen teil und dabei merke ich, wie ehrgeizig sie ist. Sie wird immer besser und ich hoffe, noch viele Kilometer mit ihr zu laufen. Es ist eine wunderbare (Lauf-) Freundschaft entstanden.«

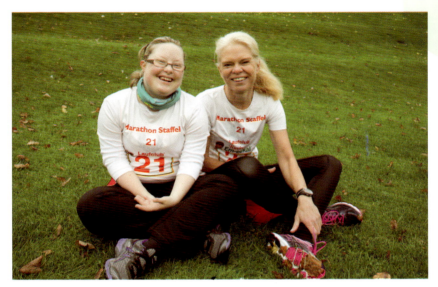

Helen Ash und Birgit Käufer bilden das *Trainings-Team München I.* Als Münchnerin ist es für Helen selbstverständlich, jedes Jahr beim München Marathon zu starten. Hier zeigt sie eine der vielen Medaillen.

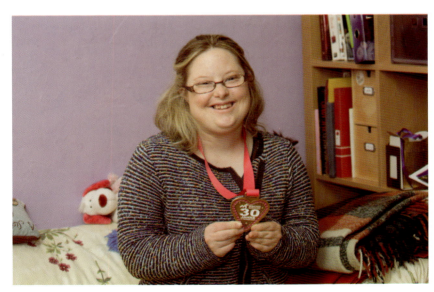

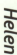

Helen

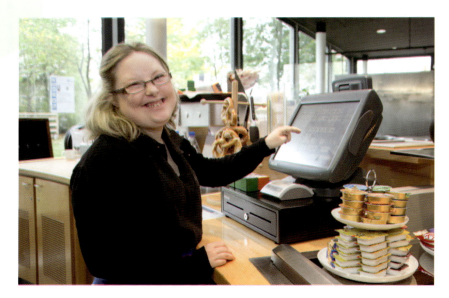

Helen liebt ihre Arbeit im *Cafe Plinganser* der Lebenshilfe München sehr. Dafür steht sie schon um 5.00 Uhr auf, damit die Gäste ab 7.30 Uhr Frühstück bekommen können. Der Platz an der Kasse ist übrigens bei allen Mitarbeitern sehr beliebt.

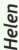

Helen

Julia Cordes

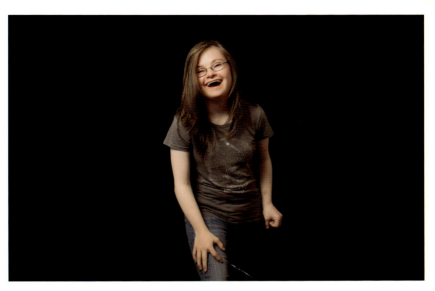

Julia trainiert seit 2010 mit Coach Tilo Jost. Zusammen bilden sie das *Trainings-Team Ruhrpott*. Die zwei wuchsen schnell zusammen, als sich herausstellte, dass beide Schalke Fans sind. Ab und an besuchen sie gemeinsam ein Spiel. Tilo holt Julia einmal in der Woche zum Training ab. Gemeinsam mit Tilos Hund Paul gehts dann zum Laufen. Drei- bis viermal im Jahr nehmen Tilo und Julia an regionalen Laufveranstaltungen teil.

Für Julia zählen keine Zeiten, sondern dass sie dabei sein kann und ins Ziel kommt. Julia ist eine ansteckend fröhliche Persönlichkeit. Ihre errungenen Medaillen und Pokale hütet sie wie einen Schatz.

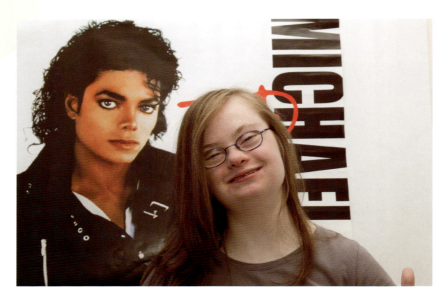

Coach Tilo Jost sagt:
»Seit fast 6 Jahren sind Julia und ich das Team Ruhrpott. Wir trainieren einmal wöchentlich. Wir laufen immmer drei bis fünf Kilometer am

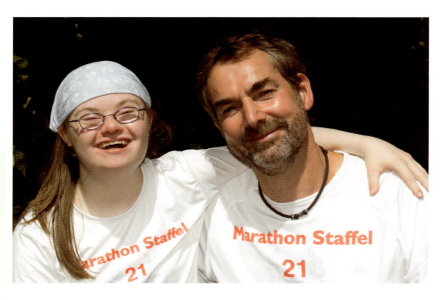

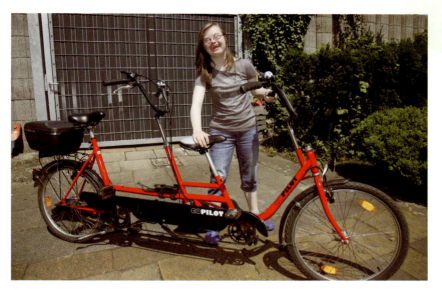

*Ewaldsee oder auf und um die Kohlehalden.
Mit Julia muss ich immer viel lachen, wir reden beim Laufen meistens über Schalke 04 – unseren Verein. Julias fast immer während gute Laune tut mir nach einem stressigen Arbeitstag gut. Schnell sind wir nicht, eher Genussläufer. Mittlerweile kennt man uns in der Region schon ein wenig da wir an regionalen Läufen wie VIVA-WEST-Marathon, Nikolauslauf Gladbeck, Bottrop bewegt sich und einigen kleinen Spendenläufen teilnehmen. Julia fällt vor allem durch ihr Lachen und ihre gute Laune auf. Sie sucht immer den Kontakt zu Mitläufern und den Zuschauern. Beim Kö-Lauf in Düsseldorf reichte es sogar zu einer Altersklassenplazierung.
In Bottrop schaffte sie fast 13 km und es war wie so oft: Am Anfang sah man Staunen. Am Ende war es Respekt.«*

Julia Fröhlich

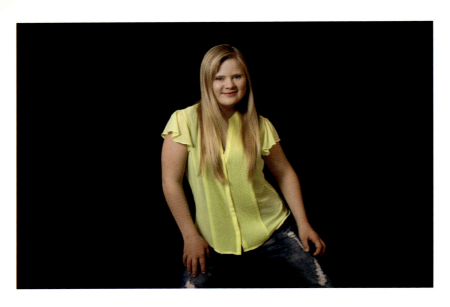

Coach Christel Liese schreibt:
»Auch eine Reise von 1.000 Kilometer beginnt mit dem ersten Schritt. Diesen ersten Schritt wagten Julia (16) und ich 2012, genau vor drei Jahren. Jeden Montag gegen 18 Uhr, bei Wind und Wetter, starten wir unseren 45 Minuten Trainingslauf. In dieser Dreiviertelstunde gibt es immer viel zu erzählen. Freude und Leid werden geteilt.
Wir nehmen uns als Ziel, zwei bis dreimal im Jahr an einem Wettkampf oder Benefizlauf teilzunehmen. Das empfinden wir als Motivation sehr wichtig. Und wenn wir ins Ziel einlaufen, freue ich mich jedes Mal über Julias strahlende Augen. Wieder ist ein Teil der Reise geschafft.

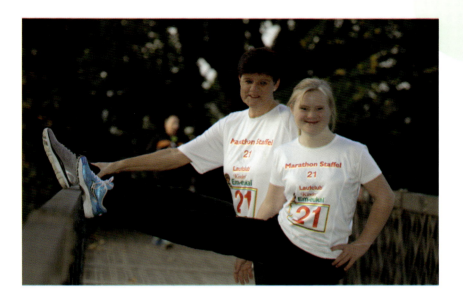

In diesen drei Jahren sind wir mehr als nur ein gutes Laufteam geworden. Ich wünsche mir noch eine lange Reise und viele, viele gemein-

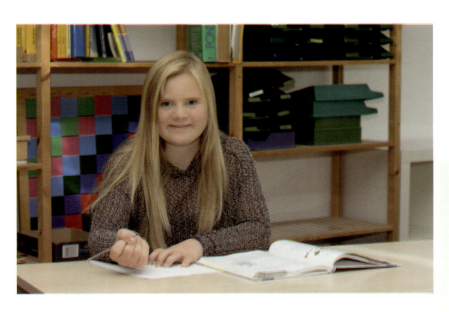

Julia

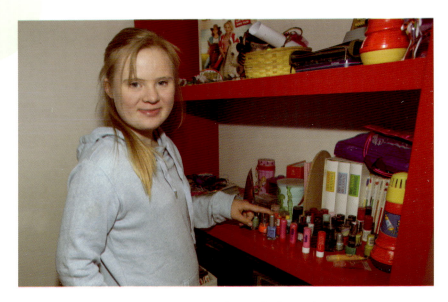

same Kilometer und bin dankbar, liebe Julia, dass ich an deiner Seite mitlaufen darf.«

Julias Mama erzählt:
»Julia gestaltet gerne ihre Nägel in den verschiedensten Farben, und probiert Kosmetika und Klamotten aus. Neben Klängen von Voice of Germany und deren Interpreten werden alle 20 Nägel bunt gemacht.
In der Montessori-Schule Biberkor fühlt sich Julia sehr wohl. Viele Fächer, wie Kochen, Mathe, Tanzen und auch Englisch und Deutsch, machen Julia Spaß und motivieren sie zu lernen.
Das Laufen mit Christel ist nicht nur ein fester Bestandteil in ihrer Wochenplanung. Sie fiebert dem Termin förmlich entgegen, um sich mit Christel, die für Julia auch eine wichtige Freundin ist, über alles Wichtige in ihrem Leben

auszutauschen. Manchmal hat Christel auch die Hündin Bella ihrer Nachbarin dabei. Dann ist Julia echt happy!«

Konstantin Thiel

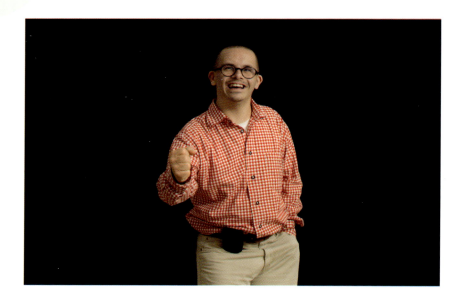

Ist 1982 geboren und lebt seit 2004 in einem Wohnheim in Nürnberg.
Konstantin »Konni« arbeitet als Koch in der Küche einer Lebenshilfeeinrichtung. Zur Arbeit kommt er mit einem Fahrdienst.
Konstantin hat zusammen mit einem Mitbewohner ein Zimmer. Gemeinsam versorgen sie eine Katze. Sein Vater ist verstorben, seine Mutter lebt in Griechenland. An den Wochenenden besuchte er regelmäßig seine Schwester und zwei Neffen, die in Nürnberg wohnen.
Konni hat viele Hobbys und geht gerne fort. Seine vier Euro Taschengeld pro Woche reichen nur schwerlich dafür aus.
Seine drei Sporttermine pro Woche sind Konni sehr wichtig. Zweimal die Woche wird er von

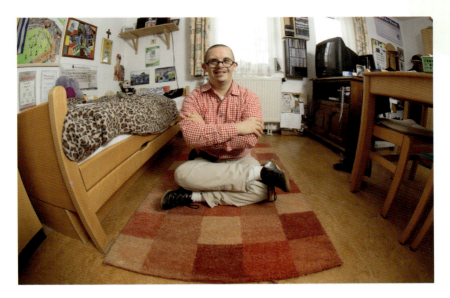

einem seiner Coaches – Micha und Thomas – abgeholt. Am Samstag kommt er mit dem Fahrdienst zum Vereinstraining nach Fürth. Konni ist unzählige »10er«, viele Halbmarathons

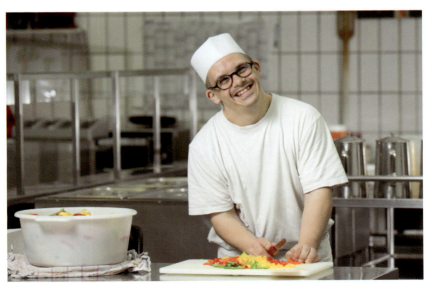

Konni

gelaufen, hat erfolgreich einen Volks-Triathlon »gefinished« und ist sogar einen Marathon gelaufen. Als Halbgrieche war das für ihn von Anfang an sein erklärtes Ziel, denn immerhin kommt der Marathon aus Griechenland.
Sein Coach Thomas Münnich sagt:
»Seit wann ich mit Konni laufe, weiß ich nicht mehr genau. Ich glaube seit 2009, also schon ziemlich lange. Warum ich das so lange mache? Weil es inzwischen einfach dazu gehört, einmal die Woche mit Konni zu Laufen. Das Besondere ist, dass Konni immer gut drauf ist und ich ihn noch nie zum Laufen motivieren musste.
Wo die Grenzen von Konni sind? Die Ziellinie, eher hört er meistens nicht auf.
Über das Profitieren hab' ich noch gar nicht nachgedacht. Ich laufe mit Koni weil's einfach Spaß macht.«

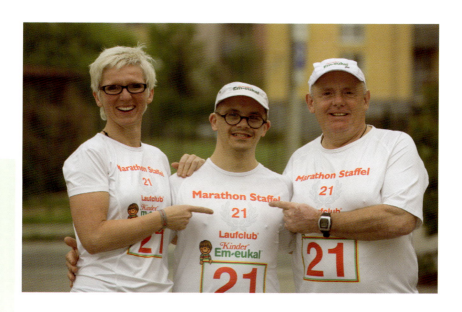

Stefan Schweidler

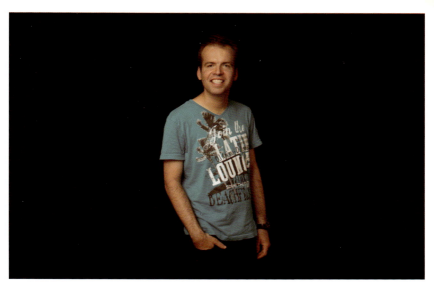

Geboren 1986 in Erlangen. Wohnt seit Januar 2010 in einer ambulant betreuten WG in Fürth. Dort lebt er zusammen mit zwei jungen Frauen und zwei Männern, die sich gegenseitig unterstützen.

Seit März 2015 arbeitet er im von der Lebenshilfe Fürth neu eröffneten Cafe *Samocca* in der Fürther Innenstadt. Dort ist er in allen Bereichen – vom Service, über Speisen zubereiten, bis zur Spülarbeit in der Küche – zugange. Hier ist er glücklich. Sein Wunsch war es, die Chance wahrzunehmen, von dem behütenden Rahmen einer Werkstatt für Behinderte zu einer Arbeit zu wechseln, die der in der offenen Wirtschaft gleicht. Hier ist er jeden Tag unter

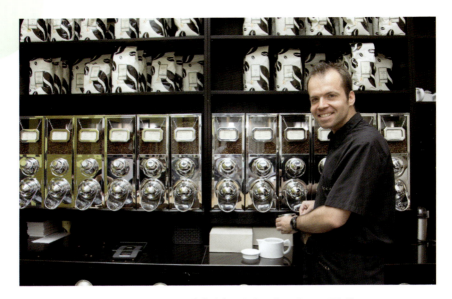

»normalen« Leuten und fühlt sich als einen Teil von ihnen. Dennoch hat er die nötige Unterstützung seiner Betreuer und Kollegen an seiner Seite.

In seiner Freizeit geht er ins Fitness-Studio, zum Fechten, zum Schwimmen, zum Tanzen und in die Ausgehgruppe.

Stefan spielt auch Gitarre. Im Rahmen einer Ausbildung *Berufung Musiker* (ein Projekt zwischen der *Musikschule Fürth* und der *Lebenshilfe Fürth*) wurde er zusammen mit sieben weiteren jungen Leuten mit Handicap zum Musiker ausgebildet. Einmal pro Woche hat er an seinem Außenarbeitsplatz – der Musikschule Fürth – Unterricht und Probe mit seiner Band *Vollgas*. Die Band hat auch diverse Auftritte und einmal pro Jahr erfolgt eine Konzertreise.

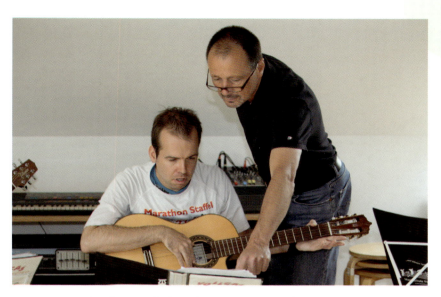

Und natürlich geht er zum Lauftraining. Durch seinen Papa, der auch begeisterter Läufer ist, kam er mit dem Laufen in Berührung. Im Jahr 2011 hatte er ein beeindruckendes Erlebnis: Er war Zuschauer beim *Welt-Down-Syndrom-Lauf* im Fürther Südstadtpark. Sah und bewunderte auch die *Marathonis* vom *Laufclub 21*.
Eine Betreuerin der WG war selbst Teilnehmerin, nahm Stefan beim Zieleinlauf an die Hand und lief mit ihm zusammen über den roten Teppich in die Grüne Halle ins Ziel. Von nun an Stand sein Wunsch fest: er wollte auch *Marathoni* werden.
Eine Anfrage bei Anita Kinle ergab, dass sich der *Laufclub 21* inzwischen geöffnet habe und auch Menschen mit anderen »Behinderungen« aufnimmt. Nach einem umfangreichen

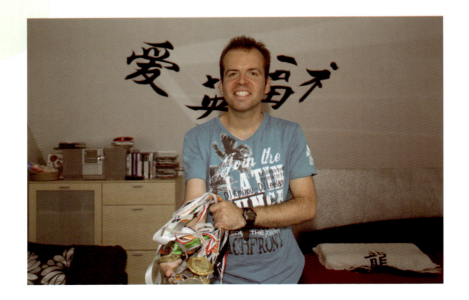

Gesundheitscheck ist nun auch Stefan *Marathoni* im *Laufclub 21* und läuft ab und an einen Halbmarathon.

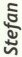

Noah Lorenz

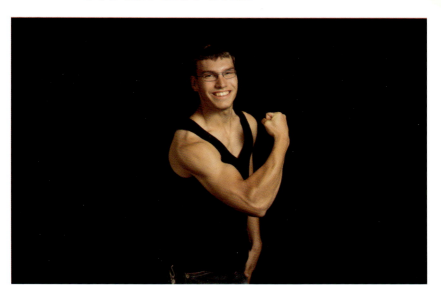

Coach Sören Stein berichtet:
»Ich betreibe seit 2010 regelmäßig Ausdauersport. Schwerpunkt sind Laufen und Triathlon. Seit 2015 bin ich Coach im Laufclub 21. Das Besondere daran ist für mich, dass man es mit Läufern zu tun hat, die mit Spass an die Sache heran gehen. Die Leute beim Laufclub 21 sind ungezwungener als viele Menschen in unserer Leistungsgesellschaft. Bei Wettkämpfen begleite ich Noah. Zusammen sind wir das Team Laufclub 21 – Gelnhausen.«

Noah Lorenz ist Jahrgang 1995. Er sagt selbst: *»Ich bin im Alter von neun Jahren meinen ersten Citylauf in Aschaffenburg gelaufen. Damals*

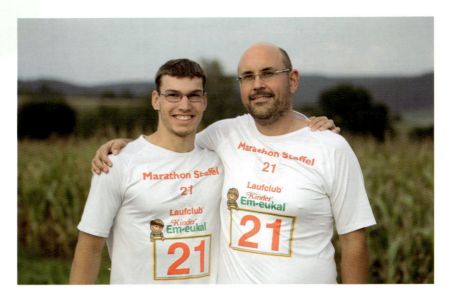

bin ich noch ziemlich »geeiert«, da ich von Geburt auf eine milde Lähmung in meiner linken Körperseite habe. Das wurde mit den Jahren langsam besser und ist mittlerweile ganz verschwunden. 2013 bin ich zum Laufclub 21 gekommen. Ich trainiere seitdem regelmäßig in der Laufgruppe.

Dort habe ich auch neue Freunde gefunden. Jeder von uns läuft so schnell und so weit wie er es kann. Es macht immer sehr viel Spaß mit anderen zu trainieren und zu Wettkämpfen zu fahren. Wir haben alle schon viele Medaillen gewonnen.

Meine Spezialität sind die weiten Läufe. Mein längster Lauf ging über 60,8 Kilometer.

Ich trainiere und laufe gerne mit Sören. Er gibt mir viele Tipps für's Laufen. So kann ich immer besser werden.

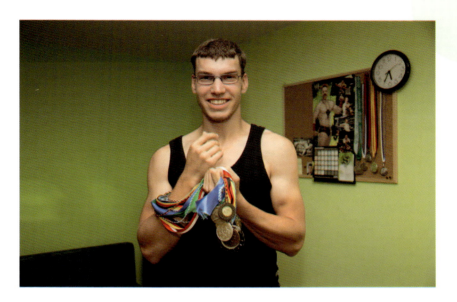

Coach Sören ist mein Lauffreund und Trainer. Er hat mich gefragt, ob ich mit ihm im April 2016 nach Berlin fahre. Wir werden dort zusammen einen Halbmarathon laufen.
Ich bin sehr glücklich über meine vielen Medaillen.«

Sebastian Brown

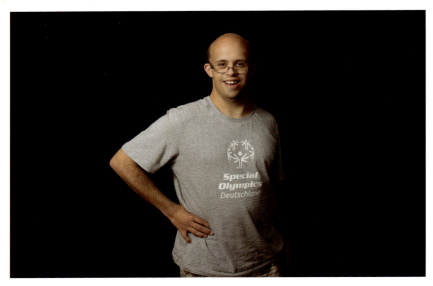

Jahrgang 1988. Sebastian trainiert im *Laufclub 21* im Team Gelnhausen.
Hier der Originalton von ihm:
»Ich habe gute Laune wenn ich laufe. Und ich möchte einmal in Frankfurt beim Marathon dabei sein.
Im Laufclub 21 treffe ich immer meine Freunde und es geht mir richtig gut, wenn ich im Training eine grosse Strecke geschafft habe.
Da bin ich ganz stolz auf mich.«
Sebastian Brown ist auch stolz auf die vielen Medaillen, die er bereits bei Wettkämpfen gewonnen hat. Ein ganz besonderes sportliches Erlebnis war die Teilnahme an den Nationalen Special Olympics Spielen in Düsseldorf im Jahr 2014.

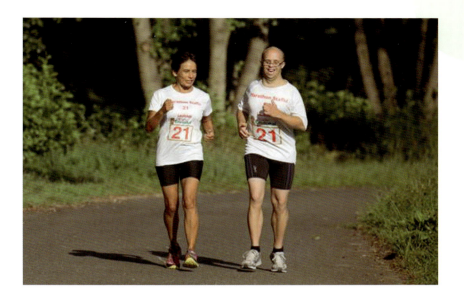

Selbst bei der Arbeit geht Sebastian Brown niemals die gute Laune verloren. Die Arbeit in der Küche macht er gerne, weil es so viel Abwechslung gibt. Außerdem kommt er hier viel mit anderen Menschen zusammen. Seinen ganzen Charme kann er ausleben, und trägt somit dazu bei, das auch seinen Kollegen die Arbeit leicht von der Hand geht. Insbesondere seine Kolleginnen mögen ihn sehr.
Seit fünf Jahren trainiert Sebastian Brown mit Coach Barbara-Ann im *Laufclub 21*. Einmal in der Woche treffen sich die Läufer im Lauftreff. Manchmal gibt es auch »Extratraining«. Sebastian versäumt so gut wie kein Training. Den Erfolg sieht man an den vielen Medaillen, die er bereits gewonnen hat. Mit dem *Laufclub 21* nimmt Sebastian an etwa zehn Wettkämpfen, beziehungsweise Läufen im Jahr teil. Dabei sind

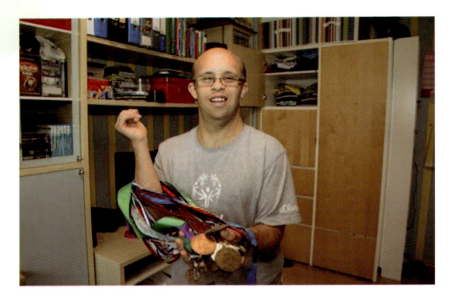

traditionelle Laufveranstaltungen wie der Welt-Down-Syndrom-Tag-Marathon in Fürth oder der i-*Lauf* in Gelnhausen, feste Termin im »Laufkalender«.

Thomas Benjamin Alexander Kinle

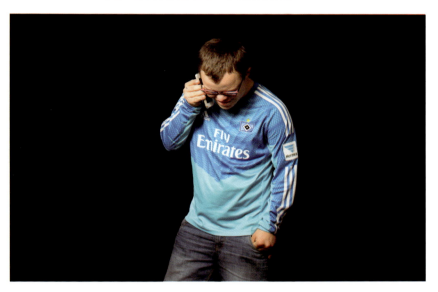

Thomas ist 1999 in Nürnberg geboren und geht noch zur Schule. Für den *Laufclub 21* und den Ausdauersport schlägt nur sein halbes Herz. Bei einigen Wettkämpfen die ihm Freude bereiten, ist er regelmäßig am Start, aber selten trainiert er zielgerichtet dafür. Fünf bis zehn Kilometer gehen immer ganz spontan. Er hat auch schon einen Halbmarathon geschafft.

Seine Hobbys hat sich Thomas alle selbst ausgesucht. Wirklich interessiert er sich für Fußball, Bodybuilding und Schach. Er hat, seitdem er fünf Jahre alt ist, eine Dauerkarte für den 1. FCN und besucht jedes Heimspiel. Alle zwei Wochen spielt er mit seinem Vater und

Freunden Hallenfußball. Besonders gut gefällt ihm das Elfmeterschießen und das Verteilen der Trikots zusammen mit dem Zeugwart. In den Ferien geht Thomas ins Hans-Dorfner-Fußball-Camp. Sein Berufswunsch steht ganz definitiv fest: irgend etwas mit dem 1.FCN. Zeugwart oder Führer im Clubmuseum wäre sein absoluter Traum.

Mit seinem Laufcoach Peter Hübner trifft er sich sehr unregelmäßig; aber wenn die beiden zusammen sind, dann haben sie viel Spaß und ein gemeinsames Thema: den 1. FCN

Ins Bodybuilding geht Thomas seit 2014 zweimal die Woche. Die Eltern fungieren da nur noch als »Fahrdienst«. Er checkt ein, zieht sich um, holt den Plan, kauft sich ein Getränk, begrüßt Freunde und dann zieht er sein Programm durch.

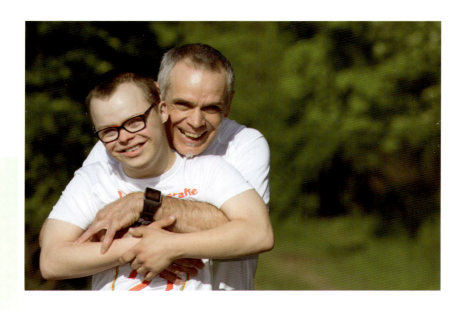

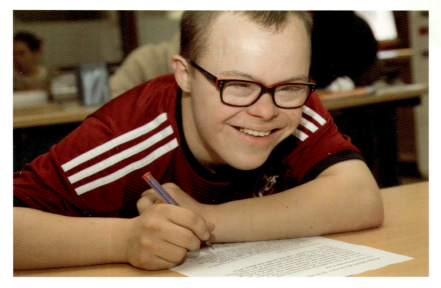

Seit 2010 geht er einmal in der Woche in den Schachclub, dort spielt er in der zweiten Mannschaft. In seiner Schule ist er ebenfalls in der Schachgruppe.

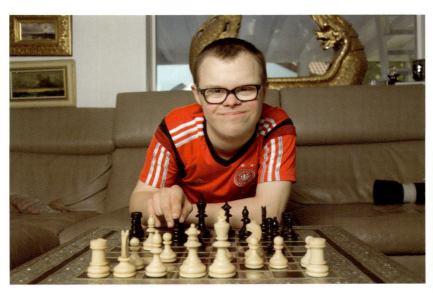

Thomas

Thomas hat 1999 das Leben seiner Eltern Anita und Thomas sen. Kinle erst mal durcheinander gewirbelt und dann neu gemischt und sortiert. Und so entstanden im Laufe der Zeit der *Laufclub 21*, die *Thomas-Benjamin-Kinle-Beratungsstelle*, die *Fürther Stiftung für Menschen mit Down-Syndrom* und der *Marathon zum Welt-Down-Syndrom-Tag*.
Nichtsdestotrotz geht Thomas, wie jeder andere Teenager, seinen eigenen Weg.

Für Dirk Peters,

vielen Dank für die Unterstützung

des Laufclub 21.